婴幼儿养育照护指导用书

中国妇幼保健协会
婴幼儿养育照护专业委员会 | 组织编写

U0882237

0~3岁婴幼儿养育照护
—— 实用技能

主　编　童梅玲

副主编　姚天红　钱　君

编　者（按姓氏笔画排序）

朱　春　苏　楠　何彦璐　张　敏

姚天红　钱　君　董　菁　童梅玲

人民卫生出版社

·北　京·

图书在版编目（CIP）数据

0~3岁婴幼儿养育照护．实用技能 / 童梅玲主编．-- 北京：人民卫生出版社，2025. 5
ISBN 978-7-117-35695-4

Ⅰ. ①0… Ⅱ. ①童… Ⅲ. ①婴幼儿—哺育—基本知识 Ⅳ. ①TS976. 31

中国国家版本馆CIP数据核字（2023）第239992号

人卫智网	www.ipmph.com	医学教育、学术、考试、健康，购书智慧智能综合服务平台
人卫官网	www.pmph.com	人卫官方资讯发布平台

0~3岁婴幼儿养育照护——实用技能
0~3 Sui Yingyou'er Yangyu Zhaohu——Shiyong Jineng

主　　编：童梅玲
出版发行：人民卫生出版社（中继线 010-59780011）
地　　址：北京市朝阳区潘家园南里19号
邮　　编：100021
E - mail：pmph @ pmph.com
购书热线：010-59787592　010-59787584　010-65264830
印　　刷：北京华联印刷有限公司
经　　销：新华书店
开　　本：889×1194　1/24　　印张：7
字　　数：165千字
版　　次：2025年5月第1版
印　　次：2025年5月第1次印刷
标准书号：ISBN 978-7-117-35695-4
定　　价：39.80元
打击盗版举报电话：010-59787491　E-mail：WQ @ pmph.com
质量问题联系电话：010-59787234　E-mail：zhiliang @ pmph.com
数字融合服务电话：4001118166　E-mail：zengzhi @ pmph.com

内容简介

本书依据国内外最新的婴幼儿养育照护理念，结合日常生活中常见的养育照护问题，为家庭及托育机构的婴幼儿照护人提供具体的操作方法、步骤和技巧，以进一步提升家庭及机构的养育照护质量。本书主要围绕 0 ~ 3 岁婴幼儿的日常生活照护展开，从养育宝宝应有的理念、照料宝宝的实用锦囊、轻松快乐喂宝宝、让宝宝自然入睡和与宝宝一起做运动等方面进行详细讲解。本书内容丰富、实用，通俗易懂，可操作性强，并配有简洁明了的小贴士和图片，使照护人从中可以学习到养育照护宝宝的知识和操作方法，以在实际生活或工作中更加科学、安全地照护宝宝。希望本书能成为父母、家庭及托育机构照护人的好帮手，科学、轻松、快乐育儿，为宝宝一生的健康奠定良好的基础。

主编简介

童梅玲　二级主任医师，教授，博士研究生导师。现任南京市妇幼保健院儿童保健科主任，南京市儿童保健所所长。兼任中华医学会儿科学分会儿童保健学组副组长、中国妇幼保健协会婴幼儿养育照护专业委员会副主任委员、中国康复医学会言语康复专业委员会副主任委员、中国康复医学会儿童康复专业委员会委员、江苏省康复医学会儿童康复专业委员会副主任委员，江苏省医学会儿科学分会儿童保健学组组长等。从事儿童保健工作 38 年余，主要研究儿童生长发育、儿童早期发展与婴幼儿养育照护、高危儿早期干预、儿童语言发育评估与干预、儿童眼保健与婴幼儿低视力康复等。先后主持和参与多项国家自然科学基金项目及省市级科研项目，以第一作者或通信作者发表论文 110 余篇，主编或参编 37 部儿童保健著作。

前言

0～3 岁婴幼儿时期是生命早期最重要的阶段，这个时期身体各器官的功能尚未成熟，也是最脆弱、最易受到损伤的时期，同时又具有最大的可塑性、最大的发展潜力，这个时期的早期发展直接影响成年期乃至一生的健康，因此 0～3 岁婴幼儿更需要特殊的关爱、照护和支持，需要得到科学、适宜的养育照护，获得最佳的早期发展，受益终身。

婴幼儿主要的生活场所是家庭和托育机构，大部分时间是在父母或家庭其他成员的照护中度过的，父母及其他照护人的养育技能直接影响婴幼儿的体格生长、心理发育和社会适应能力的全面发展。《国务院办公厅关于促进 3 岁以下婴幼儿照护服务发展的指导意见》（国办发〔2019〕15 号）指出 3 岁以下婴幼儿照护服务是生命全周期服务管理的重要内容，事关婴幼儿健康成长，事关千家万户。发展婴幼儿照护服务的重点是为家庭提供科学养育指导，提高养育照护人的育儿技能。

编者在多年的儿童保健工作中经常耳闻一些家长或机构照护人在照护宝宝方面遇到的问题，了解他们的困惑，也目睹一些家长或机构照护人在照护宝宝过程中的一些错误的方式或方法，深感一个合格的照护人不仅仅需要有爱心，还需要具备良好的养育照护技能才能真正照护好宝宝，呵护他们健康成长。为此，提供一本通俗易懂、科学规范的育儿实用技能书籍，帮助照护人实现高质量的照护，将是一件非常有意义的事。

本书的宗旨是依据最新的婴幼儿养育照护理念，结合实际日常养育照护问题，为需要的家庭及托育机构的婴幼儿照护人提供具体的操作方法和技巧，以提升家庭及机构的养育照护质量。需要特别提醒的是，本书内容大多顾及的是共性问题，但每个宝宝都是独一无二的，照护人在养育照护宝宝的过程中既要遵循婴幼儿生长发育特点，又要充分了解被照护的宝宝，尊重宝宝间的差异，实施个性化的养育照护措施。遇到个别特殊情况或困难时，请咨询身边专业的医生，以便得到更加具体、有针对性的指导和帮助。

本书参编人员都是具有多年工作经验的专业医护人员，每天与照护人和宝宝打交道，最了解照护人的需求和痛点，这本书是大家多年来工作经验的结晶，适用于家庭和托育机构照护人阅读。希望本书能成为父母、家庭及托育机构照护人的好帮手，让他们技能在身，轻松、快乐育儿，为宝宝一生的健康发展奠定良好的基础。

童梅玲

2025年3月

目录

第一章 养育宝宝应有的理念

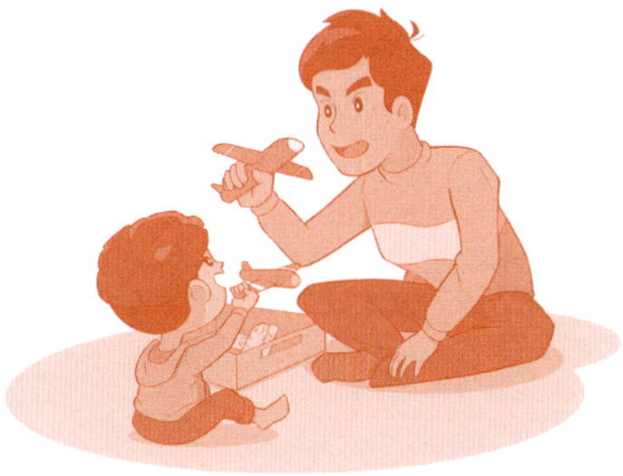

第二章 照料宝宝的实用锦囊

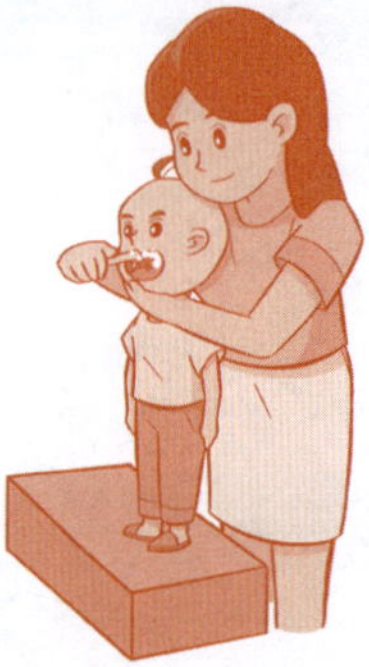

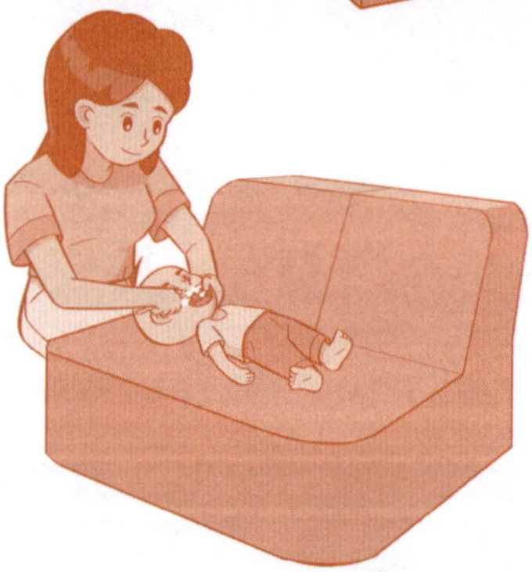

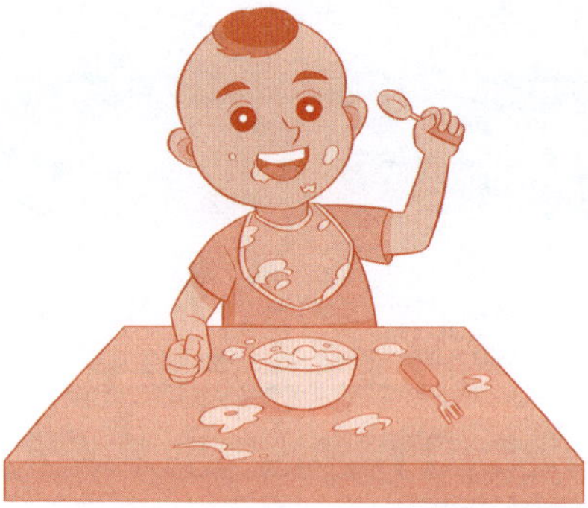

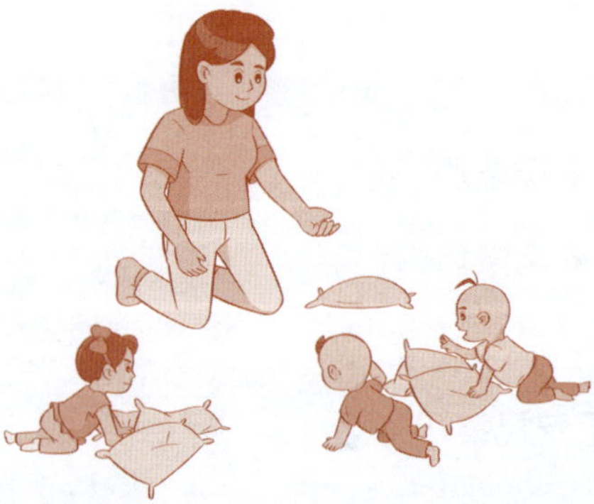

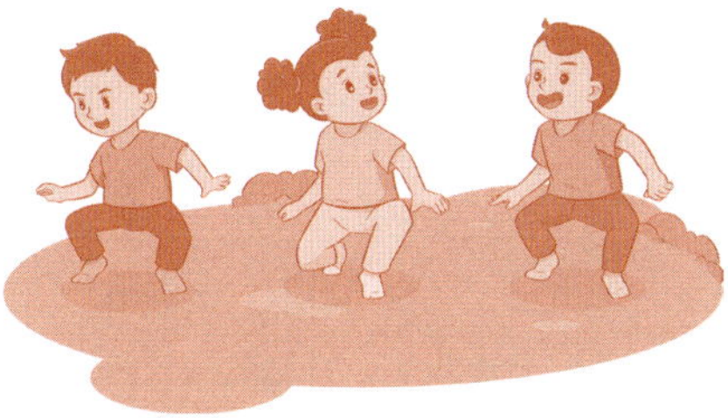

第一章

养育宝宝
应有的理念

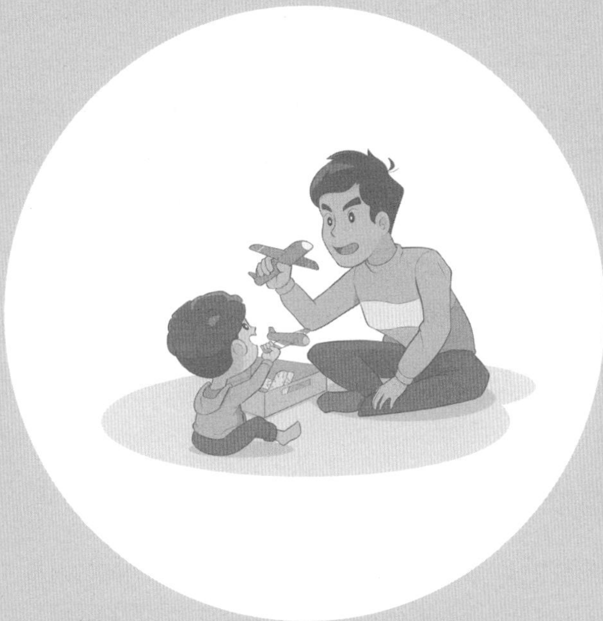

一、养育照护的概念

养育照护是父母等照护人在与婴幼儿共同生活的过程中，为婴幼儿提供的喂养、照料、陪伴、玩耍、交流等，照护婴幼儿成长。0～3 岁婴幼儿阶段是人生命早期的重要时段，也是儿童早期发展的关键时期，这个阶段的生长发育直接关乎其一生的健康。养育照护为儿童早期发展提供了最重要的成长环境和条件，良好的养育照护可以保障和促进婴幼儿健康成长。根据 2018 年 WHO 等国际组织联合发布的“养育照护促进儿童早期发展框架（NCF）”文件，养育照护指由照护者创造的环境，这一环境确保儿童身体健康、饮食营养，保护他们免受威胁，并通过互动给予情感上的支持和响应，为他们提供早期学习的机会。养育照护包含了健康、营养、安全、回应性照护和早期学习机会五大内容，被认为是促进儿童早期发展最直接、最有效的方法。

二、为什么要提倡回应性照护

回应性照护是养育照护框架中五大内容之一，是进行养育照护的重要元素，也是养育宝宝过程中一种重要的方法，回应性照护与养育照护的其他方面密切关联，并贯穿其中。

回应性照护作为一种积极的育儿方式，是保护宝宝免受伤害、识别和抵抗疾病，保证健康、安全的基础，也是帮助宝宝学习以及建立信任和良好社会关系的基石。通过回应性照护，照护人可以了解宝宝的生理需求，及时识别并恰当作出回应或妥善处理，保证其身体健康。通过回应性照护，照护人也可以了解宝宝的心理需求，在养育中观察宝宝成长的表现和发出的信号，并通过提供和调整安全适宜的环境及机会，帮助和促进宝宝心理发展。宝宝如果能得到长期的回应性照护，不仅可在营养、安全、心理上得到积极支持，也可了解到自己的行为对世界和他人有所影响，并可在照护人的引导下逐步学习，以合理和可预测的方式调节自己、适应环境与其他人，从而更好地在体格生长、认知、语言、社会交往、情绪调节等方面得到全面发展。在回应性照护中，照护人和宝宝协调合作，建立起信任、安全而良好的依恋和亲子关系，宝宝也更易获得独立、自信和自尊。

三、回应性照护的核心是什么

回应性照护是指在养育过程中，对宝宝的需求保持敏感性和回应性，提供可以满足宝宝生理和心理需求的积极照护的措施。其核心是在日常生活中要观察并敏感了解宝宝通过动作、声音、表情和语言表达的生理与心理需求，并及时给予积极、恰当的回应。回应性照护可以融汇在所有养育照护的过程中实施，在健康照护方面，照护人应能敏感地察觉宝宝的身体需要，及时捕捉其生理需求或不适的信号，提供关爱，并提供适合宝宝需求的日常生活照护，引导其身体活动，提供合适的生活环境，保证个人卫生，并采取积极、有效的预防保健和医疗措施。在营养照护方面，不仅需要根据宝宝不同年龄的生理特点提供充足的食物保证其生长所需营养素，还需观察其进食行为的发展，提供恰当的食物促进其进食技能的发展；在安全照护方面，应观察和分析有可能给宝宝带来危险的安全隐患，提前进行安排，为宝宝提供日常生活居家、外出等安全的物理环境，同时也要关注心理安全，重视宝宝的心理需求，避免忽视与虐待，提供温暖而富有心理支持性的环境；在早期学习机会方面，除了提供关爱和予以安全感的养育外，还需通过日常生活中与宝宝的交流与互动、游戏与玩耍，予以各种资源和机会，促进其在运动、认知、语言、社会交往、情绪调节等各方面的发展。

小贴士

回应性照护的核心是在日常生活中要观察并敏感了解婴幼儿通过动作、声音、表情和语言表达的生理与心理需求，并及时给予积极、恰当的回应。

四、如何做到尊重宝宝

尊重宝宝是有效地实施回应性照护的重要内容，照护人需要在理念和行动上去尊重宝宝。尊重宝宝，首先要在思想上将宝宝视为独立的个体。尤其是 0～3 岁的宝宝虽然弱小，在生活照料等各方面需要照护人的帮助，但并不意味着他们毫无思想，可以任由他人摆布。在行动上，照护人要尊重宝宝的想法、情绪及表达方式，关注宝宝的行为，试着理解和解读宝宝的各种行为表现，在宝宝表达需要帮助的意愿时及时提供帮助，在宝宝表达需要安慰的行为时及时提供安慰，而不是按自己的意愿去“帮助”和“安慰”，将自己的想法强加于宝宝。尊重宝宝也意味着照护人能够接受每个宝宝的个体差异和特点，在日复一日的相处中充分了解宝宝，通过不断观察、尝试、思考，甚至在不断纠错中逐步听懂、看懂宝宝，学会解读宝宝，知晓其行为背后真正的目的。宝宝的行为表现存在着多样性和多元性，对其行为进行解读时需要根据气质、年龄、已达到的发展能力及环境需求综合考虑。尊重还意味着要相信宝宝有与其年龄相符的学习和行动能力，允许他们自己探索和行动、进行独立思考、作出决定，找到问题的解决办法并与他人沟通。

五、高质量陪伴宝宝

照护宝宝的过程也是陪伴宝宝的过程，高质量陪伴宝宝在日常照护中需要保证高质量陪伴的时间，也可称为优质的亲子互动时间。优质时间的本质是宝宝与养育者均能享受彼此之间的互动，此时照护人要与宝宝保持在同一项活动中，双方均将注意力投入在对方和共同进行的活动中，并在彼此一来一回的互动中保持身心愉悦。高质量陪伴宝宝要求照护人和宝宝处于轻松而不易受干扰的环境中，要拿开手机，关掉电视、电脑，时时关注宝宝，关注其行为并及时调整自己或活动。有学者将优质时间分为目的性优质时间和非目的性优质时间，前者通常是照护人设立或准备好的任务，比如换尿布、喂养、洗澡、穿衣服等，要做到优质，要求照护人要对其任务进行描述，提前告知宝宝，让宝宝对任务可预测，这样他才不会抗拒或哭闹，表现出期待的反应和行为；后者则不具有目的性和可预测性，照护人只是完全陪伴在宝宝身边，仅对其行为予以回应而不主动发起活动或指挥宝宝。无论哪种优质时间，其核心均是享受陪伴，照护人不要“为了互动而互动”“为了陪伴而陪伴”。在进行这些高质量陪伴时，照护人需要与宝宝一起处于舒适的体位，保持面对面，便于观察和关注，照护人可以及时注意到宝宝的反应和变化，宝宝同样也容易注意到照护人的反应方式，并据此调整自己下一步的活动。

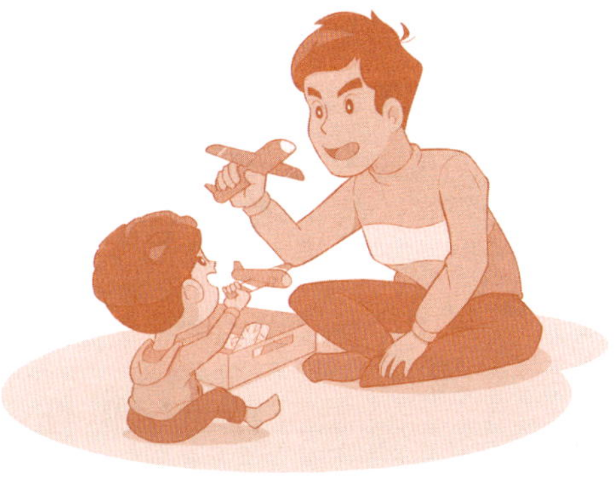

小贴士

选择互动时间也很重要哦！优质的互动时间出现在宝宝平静而专注时，这个时间可能是他喝奶后的几分钟，可能是小睡过后的几分钟，也可能是喝奶和小睡的间隔时间。

六、学会与宝宝沟通的方式

宝宝出生后即开始了与照护人的沟通，并随着月龄的增长会发展出更多的沟通方式。照护人需要重视宝宝的沟通方式，并教给他你的沟通方式。沟通是个体作为社会人的基本特征，沟通强调个体与他人之间思想与感情的传递和反馈，其目的是获得思想和情感上的一致。宝宝从出生开始即开启了沟通，如通过皱眉、不同发声及哭表达饥饿。但沟通不仅仅是开启，还需有回应，即沟通是双向、互动的。在日常照护中宝宝与照护人会产生沟通和互动的需求，当宝宝与照护人共同关注一件物品、参与一件事情时，沟通和互动就自然发生了。此时照护人需要观察并学习宝宝独特的沟通方式——哭声、语言、动作、手势和面部表情及身体姿势，除了仔细倾听、解读其沟通目的外，照护人还需调动合适的身体姿势、表情、眼神、肢体动作、手势及语言、声音去传递易为宝宝观察到、注意到并可以理解的有效信息。随着年龄的增长，宝宝在照护人反复呈现的相同沟通信息中逐渐学会理解、模仿及应用，这是其发展社交互动、语言的重要基础。

七、怎样让宝宝信任你

在照护人照护宝宝时，宝宝也在学着不断调整自己去配合照护人的照护。照护应是照护人和宝宝共同参与完成的，宝宝在其中不仅是照护行为的接受者，也是整个过程的参与者。要获得宝宝主动的配合和良好的参与，照护人首先需要获得宝宝的信任。照护人怎么才能获得宝宝的信任呢？

1. 照护过程要让宝宝感受到被理解而获得心理上的满足，这是照护人获得宝宝信任的基础和根本。

2. 敏感解读宝宝的需求并提供恰当的回应。在宝宝饥饿时及时喂养，在宝宝排便后及时更换尿布，在宝宝困倦时及时提供安静、安全的环境使其休息，在宝宝恐惧时及时予以安慰，在宝宝需要探索时提供丰富的环境和材料任其探索、活动。

3. 尊重宝宝。让宝宝逐渐意识到自己是被尊重的，是可以自由表达自己的需要并能得到照护人的理解和帮助的。

久而久之，宝宝对养育者的信任就会逐渐建立起来，这种信任会让他拥有安全感，这也是宝宝与照护人之间建立良好关系、发展依恋的基础。

八、如何让宝宝获得安全感

安全感是一种状态和感受，具有安全感的宝宝能保持良好的情绪并在自信中成长。采取回应性照护可以帮助宝宝体验安全感，照护人取得宝宝的信任，与宝宝建立亲密、和谐的关系是让宝宝获得安全感的前提，做到以下几点很重要。

1. 宝宝是通过与照护人的交往进行学习的，当他感受到可以得到良好的照护，可以依赖照护人的安慰和关怀，这就在习得安全感中迈出了第一步。

2. 照护人通过安排和引导宝宝规律的生活、预告性地引入各种活动，可以帮助宝宝学会期待和预测即将发生的事情，使其感受到对生活的掌控，这也是培养宝宝安全感的重要一环。

3. 照护人在沟通中引导宝宝懂得如何通过合适的方式成功地影响他人是宝宝获得内在安全感的重要部分，这就需要引导宝宝逐渐学会应用目光、表情、手势、语言合理地表达自己的需求和情绪。

简单地说，真正做到回应性照护，敏感、恰当的回应和顺应发展的引导可以让宝宝获得安全感。

小贴士

宝宝与依恋对象在一起时会感到最大的舒适、愉快和安全，有了这种感受，宝宝就能安心地玩耍，克服焦虑和恐惧，去探索周围的新鲜事物。所以，妈妈要首先成为宝宝的依恋对象哦！

九、设置合理的规则

在宝宝不断长大并逐渐融入家庭和外部环境时，他有相应的发展动力和需求，但他又在学习成长中，所以会在表达需求、表达情绪的方式上出现不合理甚至危险的行为表现，此时照护人需要对其不合理的方式进行限制、拒绝，并逐步引导其不合理行为的消退、消失，令其学会以正确、合理的方式进行表达和沟通，学会尊重他人、与他人合作。这就是为宝宝的行为设限、引导其遵守规则的过程。

当照护人对宝宝某些行为、动作提出制止，说“不”的时候，这个过程就开始了。随着年龄的增长，照护人需要根据宝宝不同的能力提出合理的规则，设置的限制应符合其年龄及发育特点，同时，无论是哪种规则，照护人都应保证言传身教，在宝宝面前展示自己是如何遵守这些规则的。当一个宝宝面临多个照护人或多个养育环境时，还应确保这些照护人有着统一的设限规则，在不同的养育环境下规则也是一致的，这样才能方便宝宝理解和遵守。

十、照护人身心健康的重要性

保持身心健康及良好的情绪是照护人为宝宝提供良好照护的重要保证。照护宝宝的过程并不总是轻松愉悦的，照护人应重视自己的身心健康，一旦察觉到有可能出现问题要积极应对，并能通过不同方式调整自己。照护人的情绪会对宝宝产生影响，不良的情绪会让宝宝感受到不安全，从而影响宝宝的进食、睡眠、玩耍和情绪等，影响其生长发育。但这并不意味着在照护宝宝时需要一直保持积极的情绪，当在照护中出现情绪的波动、变化时，照护人应诚实表达自己的感受和情绪，不应也无须伪装自己的感受。真实的人都有喜、怒、哀、乐各种情绪，照护人应鼓励宝宝认识和表达感受，而宝宝需要与具有真实情感的人接触才能更好地理解这些情感和情绪。需要注意的是，照护人应避免强烈的情绪表达而使宝宝受到惊吓，应展示如何正确地表达情绪、解释情绪产生和变化的原因，让宝宝认识、理解个体可以有不同的情绪和感受。

小贴士

当照护人在照护宝宝的过程中感到烦恼、困难或有任何疑惑时，或者出现任何不适表现时，要向专业人士咨询或及时就医。

十一、不同气质类型宝宝的照护要点

回应性照护的核心强调了照护人要观察和识别宝宝的生理和心理需求，并要给予恰当的回应。鉴于每个宝宝的特异性和个体差异，每个宝宝照护过程中具体应采用的方法也会不相同，照护人需要不断观察、思考和探索，找到适宜的照护方式和方法，进而更好地照护宝宝，其中了解宝宝的气质类型就是有效途径。

气质是反映宝宝个体特征的重要方面，照护人应提供符合宝宝气质类型的个体化照护方法。不同气质类型的宝宝从周围获得信息和作出反应的方式会有所不同，照护人应根据宝宝的气质类型找到宝宝独有的行为方式，然后协调自己的方式提供恰当的回应，而不是预设自己的行为或企图改变宝宝。对于易养型宝宝，照护人往往进行按部就班地养育即可获得宝宝的配合，可以在照护中坚持关注、引导与鼓励，让宝宝的情绪更加积极、愉快。对于难养型宝宝，照护人需要更多的耐心，帮助他们积极地适应新环境、新变化，可通过重复的方式，帮助宝宝适应新事物，尝试设身处地地站在宝宝的角度看问题，理解和接纳他的感受。对于启动缓慢型宝宝，则需要采取更积极的方法，注意多调

小贴士

气质是与生俱来的，易养型宝宝生物规律性强，易接受新事物，适应快，情绪反应强度适中，情绪多为积极；难养型宝宝适应较慢，对新的事物常表现出退缩，经常表现出消极情绪且情绪反应强烈；启动缓慢型宝宝对新事物和环境的最初反应也是退缩的，适应慢、反应强度低是其特点。气质不同只是个体特点的不同，而无好坏、对错之分，照护人需要对不同气质的宝宝都保持接纳的态度。

动宝宝的积极情绪，比如可增加适宜刺激，培养他们的兴趣和良好的心境，也可在充分陪伴宝宝让其感觉到安全的情况下，创造机会接触新事物，同时还需要有足够的等待，不强迫宝宝作出反应。

十二、回应宝宝的技能

在回应宝宝需求的同时促进其能力的提高对照护人而言不是简单的事，照护人需要不断提高自己的技能才能引导和促进宝宝能力的发展，特别是当宝宝遇到问题和一些突发事件时，是直接抱着他离开避免接触问题，还是手把手替代他解决问题，抑或是引导他想办法处理问题，照护人回应的方式可能会有所不同。

恰当而能促进发展的回应方式是将宝宝面临的困难视为其学习的机会，给予他自己解决问题的时间和自由，同时支持其自己解决难题。发展解决问题的能力也是促进宝宝全面发展的重要部分，照护人应该平静对待宝宝面临的困难和一些突发事件。在问题解决情境中，照护人可以运用以下 4 项技能来引导和回应宝宝。

1. 准确判断宝宝在面对问题时所能承受的最优压力水平，这种判断来源于平时互动中对宝宝的了解。

2. 为宝宝提供适当的关注，需要在宝宝面临问题时予以陪伴和关注。
3. 给予积极的反馈，对宝宝的努力表示赞赏和鼓励。
4. 为宝宝的言行树立榜样。

小贴士

通过观察宝宝的举动来判断他正在承受的压力是否适宜，当压力过大时，宝宝常表现得过分情绪化或者表现出退缩行为。

十三、面对宝宝情绪失控的技巧

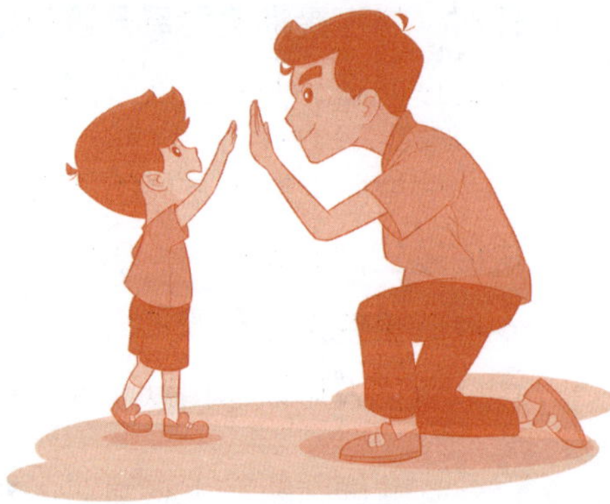

宝宝的情绪调节能力还很弱，发脾气、情绪失控常常发生。如何正确处理宝宝的不良行为和情绪失控，是照护人需要学习并在照护宝宝的过程中不断琢磨的。照护人应以平和的态度冷静对待宝宝的情绪失控，在面对宝宝发脾气、暴怒时，照护人不可自己先失态，也不应该责备、贬低、打骂宝宝。分析宝宝情绪失控的原因，根据原因和宝宝已具备的能力调整策略和方法。比如当一个 9 个月的宝宝因为疲劳而心烦意乱、情绪爆发时，照护人可以拥抱、安抚、转移注意力，引导他了解到在情绪激烈时自己是可以想办法平静下来的。而当一个 2 岁的宝宝因为想要的东西得不到而大发脾气时，照护人需要温和而坚定地遵守已经设定的限制，对其进行冷处理，等到宝宝怒气消退后再与其沟通，鼓励他表达，让他知道可以选择更合适的方式与你沟通。相信通过每一次合适的应对，宝宝将会变得更为合作，情绪调节的能力也可不断提高。

小贴士

当宝宝情绪失控而自我伤害、破坏东西或者伤害他人时，比如咬伤、砸伤等，照护人必须迅速采取措施加以制止，紧紧抱住他，控制住其身体通常会有效。

十四、正确看待宝宝之间的差异

正如“没有两片相同的雪花”一样，世界上也没有两个完全相同的宝宝，也正是因为个体间的不同和差异才让这个世界更加丰富多彩。虽然儿童发展总的规律是相似的，但每个宝宝的发展都有其独特的特点和轨迹，也有其优势领域和不足，甚至是缺点。照护人需要了解和接受“每个宝宝都是不同的”这一事实，接纳宝宝在气质、性格、生长、发育水平、能力上表现出的特点。

在照护中促进宝宝全面发展是引导他们激发潜能，而不是让每一个宝宝整齐划一同步发展，更不是让宝宝在每个领域都“超速”前进。照护人应关注宝宝的自身优势和在生活、游戏等各项活动中表现出的发展需要，创设环境，激发兴趣，丰富其在各年龄段成长过程中的经验和经历，引导其自发地学习、从容地发展，而不要总是与其他宝宝进行比较，更不要紧盯着宝宝的不足实施重复、刻板的训练。

十五、多多赞赏宝宝

照护人应对宝宝每一步的成长和进步作出肯定，赞赏代表赞扬和赏识，是一种进行肯定和鼓励的方式。照护人应不吝啬赞美之词，对宝宝进行表扬和鼓励，但每一次的表扬应具体，言之有物，让宝宝明白是因为什么受到了赞赏，而不是以一句空洞的“你真棒”涵盖了所有内容。除了口头语言的表扬外，温暖的怀抱、欣喜的表情、充满笑意的目光也是照护人向宝宝表达赞赏的方式。赞赏可以成为推动宝宝成长的巨大力量，不仅可以使宝宝感受到自己受到了关注，而且可以激发宝宝保持对外部世界的兴趣、坚持探索的行为，并在获得赞赏的内容中逐渐明白和意识到自己的哪些表现和行为可以受到鼓励与支持，从而在赞赏中更好地理解和应用自己的能力，并体验到成就感、自信心。

第二章

照料宝宝的实用锦囊

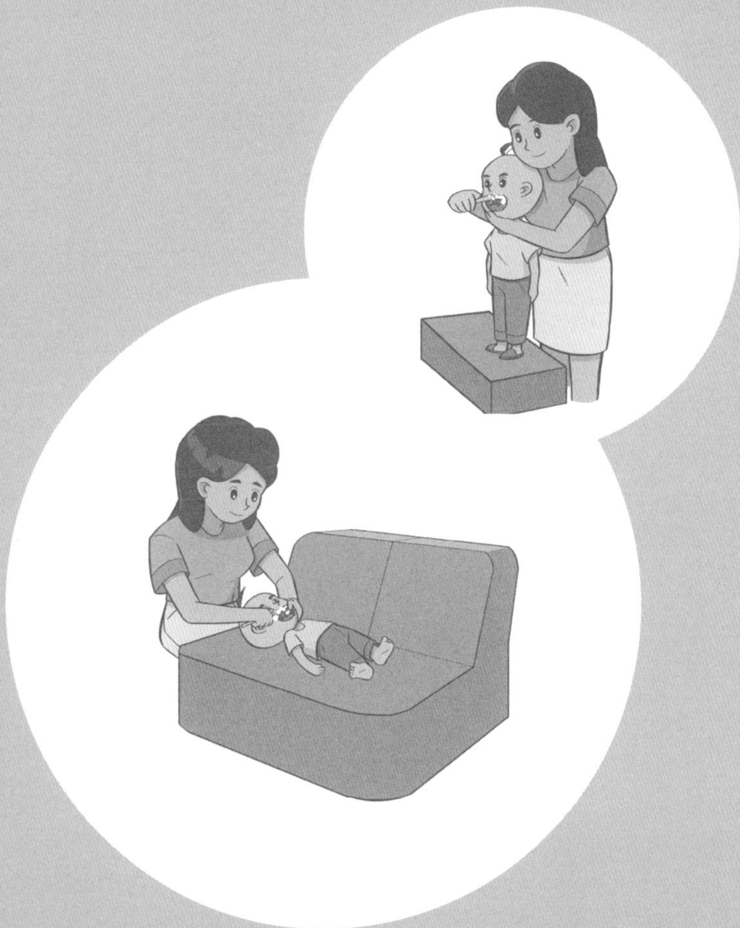

一、宝宝肚脐护理方法

宝宝出生脐带结扎后，此时肚脐是一个开放的创口，如果护理不当，可能会导致一些致病菌的入侵，引起局部感染和出血，严重的还会使宝宝患上新生儿败血症甚至危及生命。因此，平时做好宝宝肚脐的护理非常重要。

1. 准备 照护人在护理宝宝肚脐前要洗净双手；调节室温至24～26℃为宜；准备好消毒用品，如消毒干棉签、75% 酒精消毒液。

2. 具体操作步骤

★ 让宝宝取仰卧位，解开衣服，露出肚脐。

★ 照护人用左手拇指和示指（食指）充分暴露脐带结扎处，尽可能避免直接触碰肚脐根部，右手用蘸有消毒酒精的棉签自内向外螺旋状消毒肚脐根底部一直到无血迹。

★ 让肚脐充分暴露一会儿，使其自然干燥。

★ 整理好宝宝的衣服，把宝宝放置在安全的地方。

★ 整理好消毒护理用品。

★ 照护人洗净双手。

二、宝宝肚脐护理注意事项

正常情况下，脐带在宝宝出生后 7 天左右开始脱落，10～15

天自行愈合。肚脐一般每天需护理 1 次或 2 次，直至脐带脱落、肚脐干燥。在护理肚脐的过程中照护人需特别注意以下几点。

1. 宝宝肚脐的观察与护理应该每日 1 次或 2 次，注意保持肚脐及其周围清洁干燥，直至脐带萎缩，自行脱落。脐带未脱落前，切勿强行剥离。

2. 消毒肚脐时照护人动作应轻柔，防止造成局部损伤；操作过程中注意保暖，防止宝宝受凉。

3. 消毒时切记不可用同一根棉签重复擦拭，以免导致再次污染。

4. 洗澡后一定要把肚脐根部擦干，不要让尿布盖住这个部位，这样有助于肚脐尽快愈合。可把尿布往下叠一层，尽可能避开肚脐处。

5. 每天检查肚脐情况，观察有无红肿，有无异常分泌物（黏性液体）、粉红色肉芽及出血等情况，有问题请咨询医生或及时就医。

6. 脐带脱落后，注意保持肚脐的清洁和干燥，直到其完全愈合。日常护理用清水清洁擦干即可，不需要涂消毒剂。

三、新生宝宝头垢的处理

新生儿头垢，又称乳痂，医学上称为婴儿脂溢性皮炎，好发于头皮、前额、眉间、耳后、鼻颊沟及全身皱褶等部位，常在出生后 2～3 周开始出现，主要表现为头皮等处皮肤表面堆积的淡黄色、油腻的黄痂或鳞屑。至于头垢形成的原因不是特别清楚，有学者认为是由于母亲体内的雄激素刺激了皮脂腺，造成油脂分泌过于旺盛导致的。

有的家长常急切地想把结痂部分清除掉，但是这种头垢一般不会对宝宝的生活和健康产生多大影响，宝宝也大多没有什么不适的感觉，可在几周或几个月后自行缓解消失。家庭护理主要针对头垢，如果头垢比较厚，可在头皮上涂抹润肤剂（凡士林、植物油和婴儿油），浸泡半小时或者再长一些，待痂块软化后再用软刷或细齿梳去除，最后用温和的婴儿洗发水清洗即可。护理过程中动作要轻柔，一次可能清洗不干净，可重复几次。切不可强行剥脱头垢，否则可能会损伤头皮，引起皮肤感染。

四、剪指（趾）甲

宝宝天性好动，小手喜欢到处乱抓，如果指甲长长了，很容易划伤自己或照护人的皮肤，另外长指甲也容易藏污纳垢，不易清洁，所以应经常给宝宝剪指甲。一般使用宝宝专用的指甲钳给宝宝剪指甲更安全，在剪指甲的过程中照护人要特别小心，不要剪得太深，以免损伤周围的皮肤。宝宝睡沉以后是给宝宝剪指甲的最好时机；另外，刚洗完澡的时候，或者宝宝坐在婴儿椅里时，也是比较方便的，妈妈可以哼着宝宝喜爱的歌，还可以让别人帮忙，一个人托住宝宝，另一个人剪指甲。

宝宝刚出生的前几周手指甲长得很快，可能每周要剪 2 次，而宝宝的脚指甲却长得很慢，也不需要剪得像手指甲那么短，一般每月只需剪 1 次或 2 次即可。由于脚指甲很软，有时候看上去好像要长到肉里了，但只要脚指甲周围的皮肤没有红肿、增厚，就不用担心。

五、宝宝面部清洁护理

宝宝的小脸经常暴露在外面，如果不加注意，很容易因受刺激而引起过敏，所以照护人要重点注意宝宝的面部护理。给宝宝洗脸的时候，用与体温（36～37℃）差不多的温水即可。过热的水会造成面部的水分及油脂流失，导致皮肤干燥。照护人宜用柔软的毛巾或者纱布巾轻柔擦洗、清洁宝宝的面部，然后将毛巾拧干，轻轻吸干水分后立即涂上保湿面霜，以锁住水分。面部清洁一般每天 2 次，宜早、晚进行。

当喝完奶或吃完辅食后，需重点擦洗口唇周围的皮肤。3 月龄以后宝宝唾液开始分泌，容易流口水，对皮肤有一定的刺激，很容易引发口水疹。因此，照护人要注意宝宝口周皮肤护理，保持局部清洁干燥。当有口水流出时，要用质地柔软、吸水性强的棉质口水巾及时蘸干。可在口唇周围涂抹一些宝宝专用的油状护肤品（每天 2次或3 次）以隔离口水对皮肤的刺激。注意不要用湿巾或餐巾纸反复多次擦拭宝宝的脸和口唇，这样会损坏宝宝的皮肤，也会造成宝宝不适。一些湿巾中可能含有荧光剂、酒精、香料和消毒剂等成分，会刺激宝宝娇嫩的皮肤，引起过敏症状。

六、宝宝五官清洁护理方法

照护人在给宝宝洗脸、洗澡时，可以先用温水清洁宝宝的眼睛、耳朵和鼻子。

1. 准备　照护人在护理五官前要洗净双手，准备干净的棉花球若干或专用的全棉小毛巾或纱布巾、盛有温水的专用脸盆。

2. 具体操作

★ **眼睛**：把一个棉球或一块小毛巾用温水蘸湿，然后挤出额外的水分。轻轻擦洗宝宝的眼睑，从内眼角向外眼角擦洗，然后换新的棉球或小毛巾的另一角擦洗另一只眼睛。

★ **鼻子**：用浸湿温水的棉球或小毛巾轻轻擦拭鼻孔周围，以去除黏液。遇到宝宝鼻腔有较大鼻痂阻塞而影响呼吸时，可先将温水或生理盐水滴入鼻腔，使干痂湿润后，再轻按鼻根部将分泌物挤压出鼻腔，或用棉花球捻成细绳状将鼻痂带出。

★ **耳朵**：用浸湿温水的棉球或小毛巾拧干后轻轻擦拭宝宝的耳朵后面和外耳周围，做到清洁和干燥。当溢出的乳汁、泪水等流入外耳道时，应及时清除。

3. 注意事项

★ 清洁宝宝五官的毛巾、脸盆要定期清洗、消毒。

★ 最好不要把任何东西放进宝宝的鼻腔和耳朵里，也不要用棉签清洁鼻腔和外耳道，以防损伤鼻黏膜和外耳道皮肤，导致出血，引起感染。

★ 有的宝宝会对五官护理有抵触情绪，不配合，如哭闹、用手推挡。照护人可以温柔地和宝宝说话或唱一首歌来帮助宝宝缓解不安的情绪。

七、宝宝皮肤清洁护理用品的选择

宝宝皮肤娇嫩、脆弱，与成人皮肤清洁和护理不同，需要根据其皮肤特点进行护理和保护，其中皮肤清洁护理用品的选择也是非常重要的。

1. 皮肤清洁用品 宝宝沐浴时应选用无泪配方的专用清洁皂或液体洗涤剂，不含皂基、致敏性香料和高致敏防腐剂，中性或弱酸性（pH 5.5～7.0），不会刺激宝宝的皮肤或眼部而引起不适。

2. 皮肤保湿用品 保湿是宝宝皮肤护理的重要步骤。每次洁面、洗澡后要根据季节及时涂抹保湿剂，有助于锁定皮肤水分，保持其滋润，增强皮肤屏障功能，减少感染和过敏的机会。应为宝宝选用更为安全的不含易致敏性香料、染料、酒精及易致敏防腐剂的保湿剂，可减少皮肤刺激感或接触性皮炎的发生。保湿剂的剂型应根据宝宝皮肤干燥程度、季节和环境温度、湿度等选择。一般秋、冬季可选择保湿霜，而春、夏季可选择保湿乳。保湿剂最好使用小剂量包装或专用容器，以保持无菌，防止变质引发皮肤过敏或感染。

小贴士

宝宝的皮肤护理用品，如毛巾、纱布巾等，要一人一用，以防止交叉感染，并定期进行消毒。新买的宝宝衣物和床上用品使用前宜使用婴幼儿衣物专用清洗剂清洗，并应与家里其他成员的衣物分开洗。

八、宝宝口腔护理方法

尽早清洁和护理宝宝的牙齿，建立良好的牙齿清洁和护理习惯，对宝宝健康成长具有重要意义。宝宝的牙齿护理可以在宝宝第一颗牙齿出现之前就开始。这样做既可以按摩牙床，又可以给宝宝一个很好的刷牙启蒙，后面用牙刷刷牙的时候，宝宝更易配合。当宝宝第一颗牙齿萌出后，就可以开始用牙刷给宝宝刷牙了。

1. 准备

出牙前：盛有温开水的小碗，消毒过的纱布巾或一次性消毒纱布。

出牙后：盛有温开水的小碗、硅胶手指牙刷或婴幼儿专用的小型软牙刷、儿童专用含氟牙膏。

2. 具体操作

出牙前：照护人清洁双手后，让宝宝躺在床上或照护人的怀抱里，一手扶住宝宝的头部，一手示指裹纱布，蘸温水轻轻擦拭宝宝的牙床和舌苔，每天 1次或2 次。

出牙后：照护人要仔细帮宝宝把牙刷干净，要点如下。

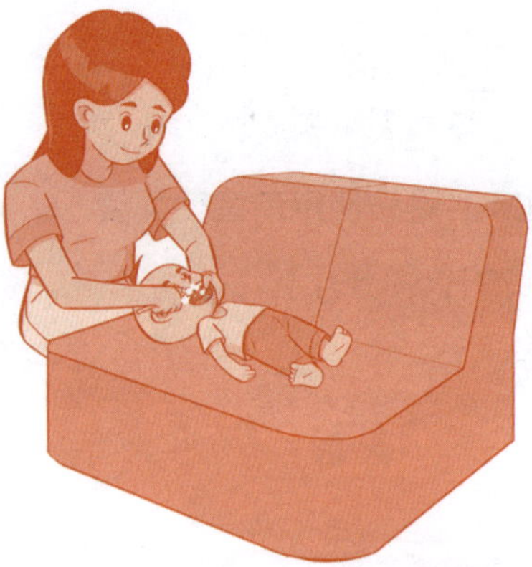

★ 给宝宝刷牙的正确姿势：让宝宝躺在照护人的腿上或沙发上，照护人站在宝宝头顶一侧，从后面帮他刷牙；2 岁以上的宝宝可以让他站在镜子前，看到自己的嘴巴，照护人站在宝宝身后，一只手握住其下巴，将宝宝的头靠在照护人身体上帮他刷牙。

★ 牙刷刷毛上挤一颗米粒大小的低氟牙膏。

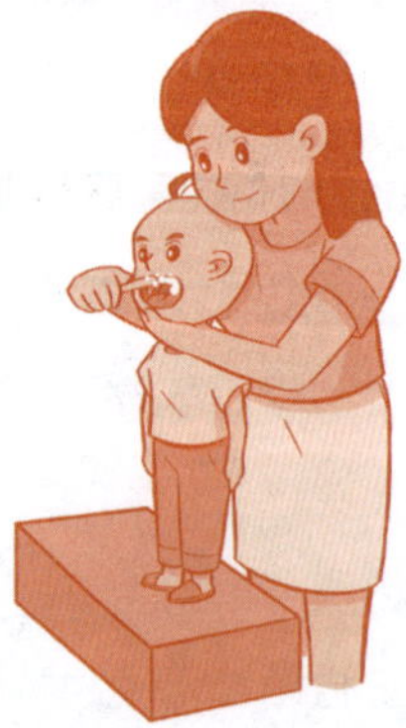

★ 采用巴氏刷牙法，刷头和牙齿呈 45°，刷上牙时，从上往下圆弧状转动牙刷，刷下牙时，从下往上转动牙刷，每个部位刷 6～8 次，然后前移一个牙位，彼此要有重叠，不能跨度太大，以免遗漏牙位。磨牙的咬合面要来回刷。

★ 刷完左侧，再刷右侧，每个部位、每个牙面都要刷到。每次刷牙时间约持续 3 分钟。牙齿清洁的频率是每天刷 2 次，早晨和睡觉前各 1 次。

★ 当宝宝开始使用牙膏时，教他尽量把牙膏泡沫吐出来。刷牙后没有必要过分清洗，因为留下的氟化物可以保护宝宝的牙齿。

★ 清洁宝宝的牙齿后，用自来水清洗牙刷。将牙刷直立储存在一个打开的容器中，使其保持干燥。清洁口腔的纱布巾应及时清洗、消毒，晾干备用。

九、宝宝口腔护理注意事项

做好宝宝日常口腔护理是保证宝宝拥有健康牙齿的重要措施，也为日后养成良好的口腔卫生习惯打下基础。照护人除需要掌握给宝宝刷牙的正确方法外，还需要注意以下几点。

1. 宝宝的牙刷最好挑选牙刷头比较小、刷毛比较柔软的款式，还要方便照护人操作。建议每 3～4 个月更换一次牙刷，或者在刷毛磨损时更换牙刷。

2. 建议使用儿童低氟牙膏，可以帮助宝宝保持牙齿强壮，防止龋齿。选择牙膏时，氟的含量建议在 0.06%～0.11%。宝宝即便不小心吞下了牙膏，其剂量也不会对宝宝健康产生危害。

3. 不要让宝宝含着奶瓶入睡，避免给宝宝喝含糖饮料，也避免给宝宝高糖的食物，吃过后及时刷牙。

4. 建议在宝宝第一颗牙齿萌出时或最迟在 12 月龄之前带宝宝去口腔科做检查，以后定期每 6 个月做一次口腔保健。这样做可以及时了解宝宝口腔健康状况，也让宝宝逐渐熟悉口腔科环境，防止将来对口腔检查和治疗产生恐惧。

5. 宝宝通常不太喜欢刷牙，照护人可以试着通过唱歌或玩游戏的方式让刷牙变得更有趣，如假装牙刷是一列火车，或玩他最喜欢的玩具，逐渐让宝宝了解到刷牙是日常生活的一部分。

6. 宝宝 2 岁以后可以尝试自己参与清洁牙齿，让宝宝拿着牙刷练习自己刷牙，将有助于他了解自己是刷牙行动的一分子。但宝宝需要照护人的帮助和监督来清洁牙齿，比如宝宝刷一遍，家长再刷一遍，同时教会他正确的刷牙方式。7 岁之后才能真正放手让他自己刷牙，而且每次刷牙后还要进行监督。

十、如何为宝宝选择合适的衣服

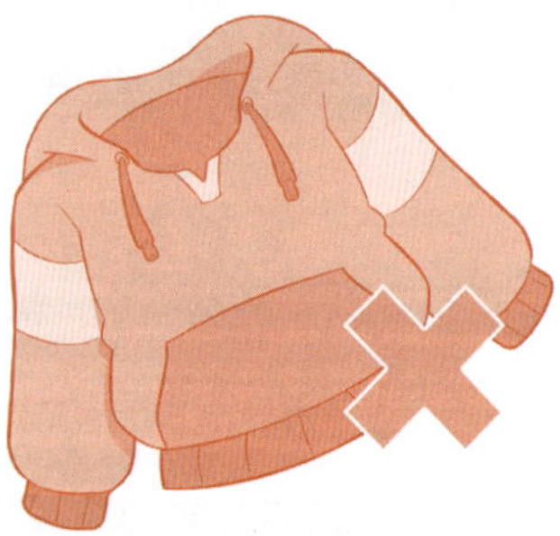

面对品种繁多的婴幼儿服装，家长经常眼花缭乱，不知究竟该如何挑选才能让宝宝穿得既舒心又安心。其实给宝宝选择合适的衣服也是有讲究的，挑选衣服时不能光看好不好看，而应根据宝宝的年龄特点，从衣服款式、面料、舒适性及安全性等方面综合考虑。

1. 面料的选择 宝宝皮肤娇嫩，衣服质地以纯棉织品为宜，避免使用化纤材料的衣服，可能会增加皮肤过敏的风险。毛衣最好是用细软的全羊毛编织成的，避免宝宝皮肤直接接触到毛衣。

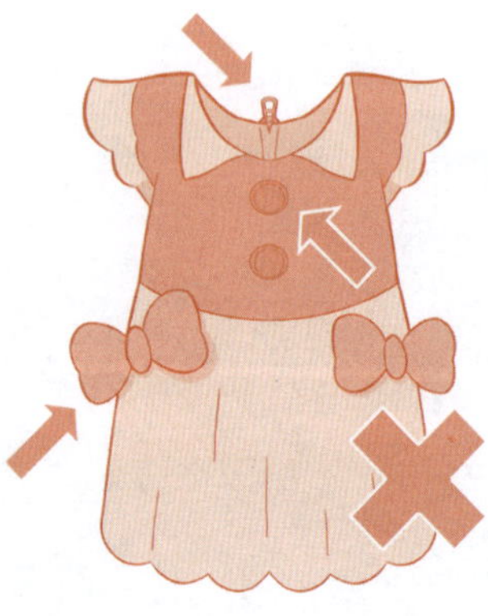

2. 款式的选择 宝宝衣服以宽松、易穿脱、透气、吸水、颜色素净、简单为原则。衣服式样简单，方便穿脱，便于肢体活动，如选择开衫、斜襟式样。宝宝衣服的袖子、裤腿不宜过长，以便露出宝宝手、脚，方便其自由活动。裤子不要用过紧的松紧带，如为连衣裤，应选择较宽松的前开口款式，便于随时更换尿布。不要选购套头式样的衣服，尤其是内衣，不便于穿脱，即使选择套头衫也要选择那种在肩部有开口的式样。

小贴士

宝宝的衣服上尽量不使用纽扣，纽扣容易脱落且可能被宝宝误食或划伤皮肤。衣服的缝合处宜平整，避免硌伤皮肤。

袜子应宽松柔软，特别是袜口不应过紧，以免影响足踝部血液循环。宝宝内、外衣上不要有任何装饰品，如装饰扣、金属挂件、小绒球等。

不要给宝宝选择带拉绳的连帽衫，连帽衫上的拉绳可能会被滑梯、车窗等卡住，导致意外发生。

不要选择带拉链的裤子，宝宝的精细动作还没有发育成熟，拉拉链时可能会夹住其皮肤或私处。

十一、给宝宝穿衣服的步骤

对新手爸妈来说，给宝宝穿衣服并不是一件容易的事，特别是小月龄的宝宝，身体柔软，颈部无力，四肢屈曲，帮他们穿上衣服需要一点儿技巧。穿衣顺序一般是先穿上衣、后穿裤子。

1. 前开扣的连体衣

★ 将连体衣前面向上，先解开纽扣或拉链，平摊放在床上，让宝宝平躺在衣服中央，颈部与连体衣的领口平行。

★ 照护人一只手从裤脚处伸入裤腿，将裤腿从裤脚收折至裆部，另一只手把宝宝的小脚交到伸入裤腿的手上，向上拉，整理好裤腿。用同样的方法穿上另一条裤腿。

★ 然后一只手从袖口处伸入袖子，将袖子从袖口收折至腋下，另一只手把宝宝的小手交到伸入袖子的手上，向上拉，整理好袖子。用同样的方法穿上另一只袖子。

★ 最后扣好所有纽扣。

2. 套头衫

★ 照护人将干净的上衣正面对着自己（肩开扣的衣服解开所有扣子）。

★ 双手把套头衫的下摆提起至领口处，缩捏成一个圈，并尽量撑开领口。

★ 然后迅速、轻柔地将领口穿过宝宝的头部套至其下巴处，尽量不要蹭到宝宝的脸。

★ 宝宝的头套进去后，再依次把他的胳膊伸进去（方法同前）。

★ 最后把衣服向下拉至肚脐以下，整理好衣服（扣好肩部扣子）。

3. 裤子

★ 照护人将裤子正面对着自己，系带子的裤子需要先松开腰带。

★ 照护人一只手从裤脚处伸入裤腿，将裤腿从裤脚收折至裆部，另一只手把宝宝的小脚交到伸入裤腿的手上，向上拉，整理好裤腿。用同样的方法穿上另一条裤腿。

★ 最后照护人一只手轻轻托起宝宝的臀部，另一只手将裤腰背面向上拉至腰以上，再轻轻放下宝宝的臀部。

★ 将裤腰正面向上拉至肚脐以上，整理好衣服和裤子（有带子的系好腰带）即可。

十二、给宝宝脱衣服的步骤

脱衣服看似比穿衣服简单，但也是个技术活儿。如果方法错误，往往导致宝宝不配合，难以进行下去，甚至会引起哭闹。

1. 前开扣的连体衣

★ 照护人解开连体衣裆部的扣子，一只手从裆部伸进裤腿，握住宝宝的脚踝，另一只手向下拉裤脚，脱下这侧裤腿。再用同样的方法脱下另一侧裤腿。

★ 解开连体衣衣襟处的扣子，一只手从肩部伸入袖子，握住宝宝的肘部，另一只手向外、向下拉袖口，脱下这侧袖子；用同样的方法脱下另一侧袖子。

★ 照护人一只手轻轻托起宝宝，另一只手把压在宝宝背部的连体衣拉出来即可。

2. 套头衫

★ 照护人一只手从肩部伸入袖子（肩开扣的先解开所有扣子），握住宝宝的肘部，另一只手向外、向下拉袖口，脱下这侧袖子。用同样的方法脱下另一侧袖子。

★ 双手将衣服底部拉到领口，将衣服收捏起来，并尽量撑开领口，然后迅速、轻柔地将领口向上脱离宝宝头顶，注意不要刮到宝宝的脸。

3. 裤子

★ 松开裤子的腰带。

★ 一只手轻轻托起宝宝的臀部，另一只手把裤腰向下拉至大腿以下，再轻轻放下宝宝的臀部。

★ 一只手从裆部伸进裤腿，握住宝宝的脚踝，另一只手向下拉裤脚，脱下这侧裤腿。用同样的方法脱下另一侧裤腿。

十三、穿/脱衣服的注意事项

对新手爸妈来说，给宝宝穿 / 脱衣服本来就不是一件轻松的事，若再加上宝宝手舞足蹈地不配合，那就更难了。因此，需要照护者在护理过程中动作轻柔且细心，多站在孩子的角度考虑问题，以宝宝感到舒适的方式来进行。

1. 动作要轻柔 照护人在给宝宝穿 / 脱衣服的过程中动作要轻柔，不要过度伸展宝宝的手臂或腿，或让他处于任何不舒服的位置。当将婴儿的小胳膊穿进衣袖时，如果感到费劲儿或遇到阻力时，千万不能用劲儿拉，以免造成脱臼。给宝宝穿 / 脱衣服的过程中，千万不要离开宝宝，以免发生意外。

2. 大小要合适 宜选择大小合适的衣服。不要给宝宝穿太小或太紧的衣服，以免给穿 / 脱衣服带来困难或引起宝宝的不适。

3. 适时增减衣服 照护人应根据气温变化及宝宝运动量大小随时增减衣服，一般让宝宝穿和成人一样多的衣服，身边再备一件。可以通过摸摸宝宝颈背部的温度来判断宝宝穿衣情况是否合适，只要颈背部是温暖干爽的，就证明现在衣服的厚薄合适。对容易出汗的幼儿，照护人要先拿毛巾给他擦干汗，再脱衣服，也可在其后背贴身垫块吸汗巾，方便随时更换。

十四、创造早期学习机会

穿 / 脱衣服的过程是照护人和宝宝亲子互动的好时机，也是宝宝早期学习、发展能力的好机会，照护人要利用好这样一个日常照护宝宝的时间。

穿 / 脱衣服前，照护人要学会先给宝宝一些信号，比如告诉他："宝宝，我们要穿上衣服喽！"穿 / 脱衣服时，用简短的语言描述穿 / 脱衣服的每一步，这样做可以帮助宝宝的肢体保持放松状态。还可以和宝宝玩小手、小脚躲猫猫的游戏，帮助或引导宝宝伸胳膊、伸腿，逐步让宝宝学会主动配合穿衣，使得穿 / 脱衣服能在轻松的氛围中顺利完成。对于 1 岁以上的宝宝，可通过日常穿 / 脱衣服活动，增加宝宝在日常照料活动中的参与度，促进宝宝认知、自理能力发展，坚持循序渐进，从简单的开始，先脱后穿。

十五、换尿布/纸尿裤的步骤

宝宝尿布 / 纸尿裤湿后要及时更换，避免臀部皮肤长时间被排泄物刺激，容易诱发尿布疹。为宝宝换尿布 / 纸尿裤前，先确定所需的物品都在伸手可以拿到的地方。

1. 准备 一个干净的纸尿裤或一块干净的尿布，一块专用尿布垫，装着温水的洗臀部专用的小盆，毛巾，柔软的纸巾或婴儿湿巾，护臀膏。

2. 具体操作

★ 在尿布台或床上铺一个专门用于换尿布 / 纸尿裤的垫子，让宝宝仰面躺在上面。如果宝宝哭闹不配合，照护人可以温柔地和宝宝说话交流或唱歌，或提供一个玩具给他。

★ 将宝宝的裤子脱至臀部以下，解开尿布 / 纸尿裤。照护人一只手用尿布 / 纸尿裤的前面擦拭排泄物，然后紧紧地用外层折叠好尿布 / 纸尿裤，以防止排泄物溢出。

★ 取下脏尿布 / 纸尿裤后，照护人一只手轻轻地提起宝宝的双腿，暴露整个臀部。用湿毛巾或软纸巾蘸温水，或用婴儿湿巾轻轻地清洁宝宝的臀部。总是从前往后擦拭，尤其是女婴，有助于避免阴道感染。

★ 清洗干净臀部后，涂上护臀膏。

★ 打开一个干净的尿布，把宝宝的脚踝轻轻举起来，将尿布放到他的屁股下面。由于男婴容易尿湿前面，尿布宜在前部折双层；女婴容易尿湿后面，宜将尿布后部折双层，用尿布带固定好。换纸尿裤时，有胶带的一侧放在宝宝的背后，另一侧通过婴儿的两腿间放在其前面。将后面的纸尿裤拉向前面，揭开胶带压在固定的位置上，整理好纸尿裤，尤其要检查大腿根部和腰部位置的松紧是否合适。如果是新生儿，注意尿布 / 纸尿裤不要遮住宝宝的肚脐。

★ 换好尿布 / 纸尿裤、穿好衣服后，照护人把宝宝放在安全的地方，如婴儿椅、婴儿床或地垫上，然后处理脏尿布，洗手。

十六、换尿布/纸尿裤的注意事项

换尿布 / 纸尿裤是每位照护人必备的育儿技能，表面看起来很简单的事，实际操作起来还是需要讲究方法和策略的，否则可能造成麻烦，甚至会影响宝宝的健康和安全。

1. 固定尿布的松紧带不能紧，宽松度调整至能起到固定作用即可，并要根据宝宝的生长情况及时放松松紧带。注意不能怕尿弄湿衣裤和床单而在尿布外包一层塑料布，这样不透气，容易使宝宝患上尿布疹。家中可以使用防水尿垫。

2. 纸尿裤胶带注意不要粘到宝宝的皮肤，尤其是取下脏纸尿裤时，撕开的胶带要反粘在纸尿裤上。

3. 照护人应充分利用每天给宝宝换尿布 / 纸尿裤的时间，通过微笑的表情、温柔的声音和轻柔的动作与宝宝进行沟通交流，试着让宝宝感受到爱和安全，把注意力集中在换尿布 / 纸尿裤以及与照料者的互动上。

4. 在托育机构，为防止疾病传播，换尿布 / 纸尿裤时应执行严格的卫生程序。换尿布 / 纸尿裤区必须专门用于换尿布 / 纸尿裤，并远离食物准备场所。在每次换尿布 / 纸尿裤前检查并确保尿布台是干净卫生的。

5. 换下来的纸尿裤应丢到有盖的垃圾桶里。重复使用的尿布需要先将大便倒入马桶，然后用低刺激洗衣粉 / 液和消毒液浸泡，清洗，消毒。

6. 换尿布 / 纸尿裤过程中一定要小心看护宝宝，绝对不可以将宝宝独自留在床上、沙发上或尿布台上，以免发生跌落。

小贴士

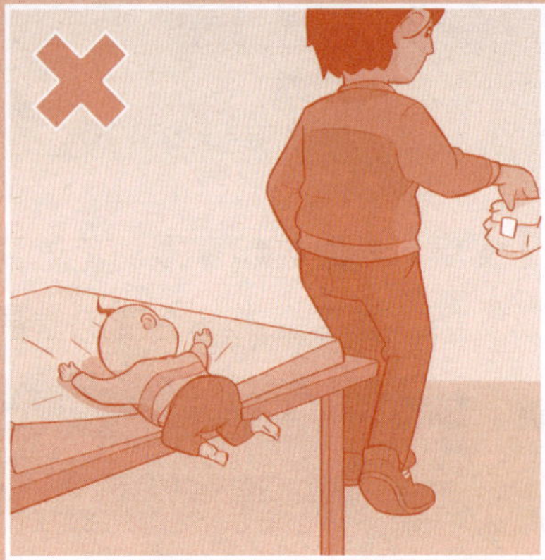

①错误做法

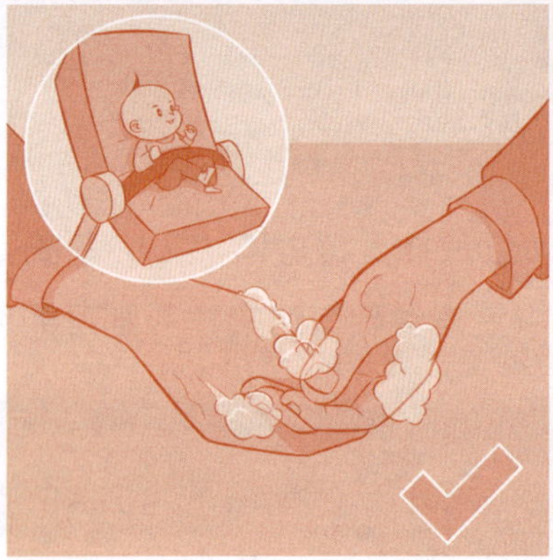

②正确做法

十七、臀部清洁护理方法

宝宝臀部皮肤娇嫩，很容易因为潮湿、接触尿液和粪便刺激而产生不适反应，因此，每次给宝宝换尿布时都需要特别护理，保持臀部皮肤清洁和干爽。若护理不当可造成局部皮肤出现尿布性皮炎，严重者可导致局部皮肤破损，甚至感染。

1. 准备

环境：室温 24～26℃、相对湿度 50%～60%、水温 37～40℃为宜。

用品：洗臀部专用盆、水温计、小毛巾 2 块、纸巾、湿纸巾、尿布、护臀膏。

照护人：洗手。

2. 具体操作

★ 打开尿布 / 纸尿裤，用尿布 / 纸尿裤不脏的一面擦掉大部分排泄物。如果是纸尿裤，把它卷起来，用纸尿裤上的胶带密封，然后放在一个密封的袋子里或有盖的垃圾桶里；如果是重复使用的尿布，需要先将大便倒入马桶，然后用低刺激洗衣粉 / 液和消毒液浸泡，清洗，消毒。

★ 用纸巾或湿纸巾清理臀部残余的排泄物。

★ 最好有两名照护人，一人抱宝宝，充分暴露宝宝的臀部，另一人用浸湿清水的毛巾，轻柔清洗宝宝臀部，从前向后洗净，从最干净的区域擦到最脏的区域。特别对女宝宝来说，从尿道口向后清洗到阴道口、肛门；对男宝宝来说，先清洗阴茎、阴囊及周围（特别是阴茎和阴囊的背面），然后清洗臀部。

★ 用另一块干净的干毛巾或纸巾以轻拍（而不是摩擦）、按压的方式擦干臀部，不要忘记吸干皮肤褶皱处的水分，最好让宝宝的臀部晾干几分钟。

★ 涂抹护臀霜。

★ 换上干净的尿布 / 纸尿裤，注意松紧适宜。

★ 将宝宝安置在安全的地方后，照护人整理环境、物品，洗手。

十八、宝宝洗澡的频率和时间

定期给宝宝洗澡，不但能清洁皮肤，避免病菌感染，而且还可以加速血液循环，促进宝宝的生长发育。关于洗澡的频率和时间则要依据气温变化及具体情况巧做安排。

1. 频率 应根据每个宝宝的个体需要来确定，同时还要结合不同季节和环境洁净程度等综合考虑。一般每周洗 2次或3 次澡就足以让宝宝保持清洁，但需要每天清洗宝宝的脸和生殖器。如果宝宝玩得很脏，出汗较多或者很享受洗澡时间，也可以每天洗 1 次澡。洗澡超过这个频率会让宝宝的皮肤变干燥。

2. 时间及时机 每次洗澡时间 5～10 分钟，一般不宜超过 15 分钟。特别是对于皮肤干燥或敏感的宝宝，这一点尤为重要。

宝宝洗澡的时机由照护人决定，可以在一天中的任何时候给宝宝洗澡，最好选择一个不易被打扰、感觉比较轻松的时间段。应避免在宝宝饥饿时或刚喂完奶时给宝宝洗澡。一些照护人喜欢在早上给宝宝洗澡，而另一些则喜欢在睡觉前给宝宝洗澡。睡觉前洗澡会让宝宝放松，可以把它作为安抚宝宝的一种方式，成为睡前固定仪式的一部分。

十九、宝宝洗澡前的准备

照护人为宝宝洗澡前做好充分的准备，是和宝宝共同享受轻松、愉悦的洗澡时光的关键。

1. 环境

★ 可以在任何一个温暖、安全、干净的房间里给宝宝洗澡，不一定是浴室。

★ 保证房间里的温度舒适，一般室温 24～26℃、相对湿度 50%～60% 为宜。

★ 在给宝宝洗澡之前，先检查洗澡水的温度是否为 37～38℃。如果没有温度计，可以用手腕内侧或肘部来测试温度——感觉是温暖的而不烫。

2. 用品 把所有洗澡需要的用品都放在浴盆边上，确保伸手可及，方便随时取用。

★ 浴盆：将宝宝洗澡专用的浴盆摆在一个稳定的位置，并放在可以舒适地抱着宝宝洗澡的高度；使用前要先清洗一下，然后在浴盆中加入足够的温水。在浴盆底部放置毛巾或浴垫，可以防滑。

★ 新的尿布、干净的宝宝衣服、小毛巾、浴巾两条（一条事先铺开，另一条准备用来给宝宝擦干身体）。

★ 儿童专用沐浴液、保湿霜、护臀膏。

★ 水温计、洗澡玩具。

★ 消毒棉球、消毒棉签、75% 酒精消毒液（脐带如需消毒时备用）。

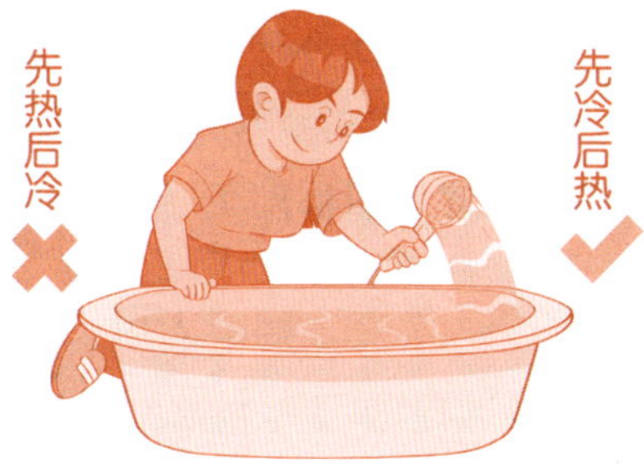

3. 照护人

★ 检查一下指甲是否太长，根据情况进行修剪。

小贴士

先倒冷水，再加热水！

为宝宝准备洗澡水时请务必要先放冷水，再加热水。中途如遇水温低，也不能直接往盆中加热水，以免发生烫伤事故。

★ 摘掉手表和任何可能会妨碍或划伤宝宝的首饰，如戒指。

★ 洗净双手。

二十、给宝宝洗澡的步骤

给宝宝洗澡时要记住，动作一定要轻柔，全神贯注，边洗边观察宝宝全身情况和反应，并确保宝宝的安全。一般先洗脸，再洗头，然后洗全身。具体步骤如下。

1. 洗脸 在给宝宝脱衣服前，可先洗脸。照护人一只手托起宝宝的头，面朝上，另一只手将浸在温水中的小毛巾或纱布巾挤出额外的水分，分别用毛巾的四个角擦拭宝宝的两眼（从内眼角到外眼角）、鼻和耳朵，最后用毛巾的中部擦洗前额、两颊、嘴和下颌。

2. 脱下衣服后将宝宝放入浴盆 给宝宝脱下衣服，最后脱下尿布 / 纸尿裤。照护人用一只手臂支撑宝宝的头和肩膀（手握住宝宝的手臂），用另一只手臂支撑宝宝的身体（臀部或大腿根部），轻轻将宝宝放入浴缸里，时刻保持支撑好宝宝的头部。

3. 洗头 照护人用一只手托稳宝宝的头颈部，同时用拇指及示指堵住宝宝双耳孔，轻轻地在宝宝头上泼上一些清水或取适量洗发水，轻柔按摩头部，洗净，擦干。

4. 洗身体 按顺序清洗宝宝全身：颈部—腋下—上肢—前胸—腹部；然后照护人用右手托住宝宝的腋下，让宝宝翻趴在照护人右手腕上，清洗宝宝的背部；随后让宝宝继续仰卧枕于照护人左前臂，按顺序清洗宝宝的下肢—生殖器—臀部。

5. 抱离浴盆 把宝宝从浴盆里抱出来时，要稳稳地托住宝宝的头和身体，将宝宝放在铺开的干浴巾上，轻轻拍干身上的水分。

小贴士

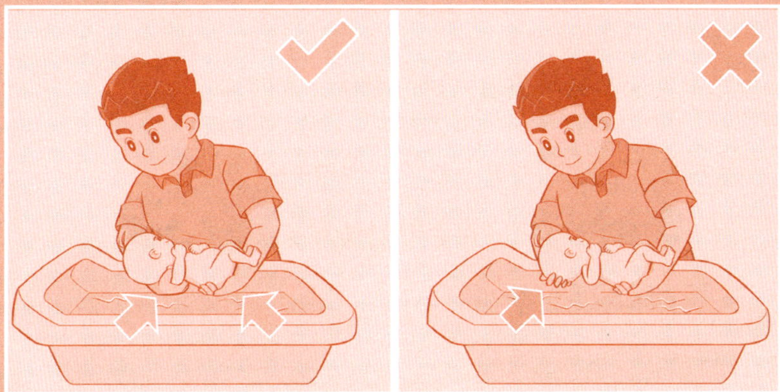

二十一、帮助宝宝享受洗澡过程

照护人给宝宝洗澡过程中应与宝宝保持良好的互动和交流，让宝宝享受舒适、快乐的沐浴时光。

1. 洗澡时调整姿势，让宝宝能看到你的脸并进行眼神交流；轻轻地对宝宝说话或唱歌；缓慢、平稳地给宝宝洗澡，避免突然或急促的动作。

2. 宝宝洗澡的时候可准备一些小游戏或小玩具，既能让其认识身体部位，又能增进亲子互动。对于大宝宝，可允许他选择自己喜欢的毛巾颜色或沐浴产品。

3. 鼓励 2～3 岁的宝宝动手参与洗澡活动，如洗脸、洗头、擦拭身体、拧毛巾等，促进宝宝精细动作发展和提高自我服务能力。

4. 有的宝宝恐惧洗澡，照护人需要耐心对待宝宝的洗澡恐惧症，因为他们正在学习享受洗澡。宜积极查找原因，采取适当的措施予以安抚，缓解其情绪。不要在宝宝沮丧的时候强迫他洗澡。

为了帮助宝宝克服对洗澡的恐惧，可以尝试以下做法。

★ 温柔地把手放在宝宝身上，帮助他感到安全。

★ 与宝宝保持眼神交流，和宝宝聊聊洗澡时发生的事情。

★ 建立常规的洗澡仪式，让宝宝知道接下来会发生什么，可以让洗澡变得更容易，如可以试着唱一首洗澡歌。

★ 允许宝宝选择自己喜欢的洗澡玩具。

★ 为防止洗发水进到宝宝眼睛里而引起不适，可以试试特别设计的浴帽。

★ 试着改变每天给宝宝洗澡的时间，因为那个时间段可能正好是他感到疲倦和烦躁的时候。

★ 和爸爸、妈妈一起洗澡，把宝宝放在家长的腿之间或腿上，这样会让他有安全感，但要让宝宝的脸远离花洒的喷水。

★ 让哥哥、姐姐和宝宝一起在浴缸里洗澡，可以给宝宝做示范，使其消除恐惧感。

★ 让宝宝在没有水的情况下坐在浴缸里玩耍，然后逐渐增加水量。

★ 有时让宝宝穿上泳衣或戴泳镜，会让洗澡变得更加有趣。

二十二、给宝宝洗手的方法

洗手可以阻止细菌、病毒的传播，是预防疾病最经济、有效的方法。照护人在宝宝接触食物前、上厕所后、打喷嚏、咳嗽或擤鼻涕，以及到公共场所或靠近病人、玩玩具、接触宠物后，应及时给宝宝洗手或提醒宝宝洗手。

1. 准备 流动洗手装置，儿童洗手液或肥皂，清洁纸巾；照护人清洁双手。

2. 具体操作

★ 照护人打开水龙头，用水将宝宝的手淋湿。

★ 取足够的洗手液或皂液抹在宝宝手上。

★ 辅助宝宝洗手，共七个步骤。

第一步：双手掌心对掌心，手指并拢相互揉搓。

第二步：掌心对手背，手指交错相互揉搓，然后两手交替。

第三步：双手掌心对掌心，手指交叉相互揉搓。

第四步：双手互握，揉搓指背，然后两手交替。

第五步：拇指在另一手掌中转动揉搓，然后两手交替。

第六步：指尖并拢在另一手掌中搓擦，然后两手交替。

第七步：双手交替清洗手腕。

★ 用水清洗双手。

★ 用消毒纸巾擦干双手或让手在空气中自然风干。

★ 用纸巾垫着关掉水龙头。

3. 洗手时的注意事项

★ 不能站稳的宝宝洗手时可能需要两位照护人配合进行。

★ 用洗手液或皂液揉搓双手的过程需要至少 20 秒，大约为唱两遍“祝你生日快乐”的时间。

★ 一个每天固定而一致的洗手程序可以帮助宝宝记住什么情况下需要洗手。

★ 照护人自身做好手卫生，树立榜样，做好示范，有助于宝宝养成良好的手部卫生习惯。

★ 针对宝宝爱模仿的特点，通过唱儿歌、讲故事、读绘本等方法，教会宝宝正确的洗手方法。鼓励宝宝逐渐学会独立完成洗手的过程。

二十三、拍嗝的操作方法

1 岁以内的宝宝在吃奶时常会吞入一些空气，这会让他在进食期间和进食后感到不舒适，变得烦躁不安。发生这种情况时，先停止喂奶，去给宝宝拍嗝，直到宝宝通过打嗝把胃内气体排出。这里有三种不同体位的拍嗝方法，照护人可根据宝宝情况，尝试选择合适的姿势，或几种姿势交替进行。

1. 体位

★ **直立位**：照护人采用坐姿或者站姿都可以，可事先在肩膀上垫一条干净的口水巾，以防宝宝吐奶。将宝宝竖直抱起，面对面，身体紧贴在照护人的胸前，头靠在照护人的肩膀上。

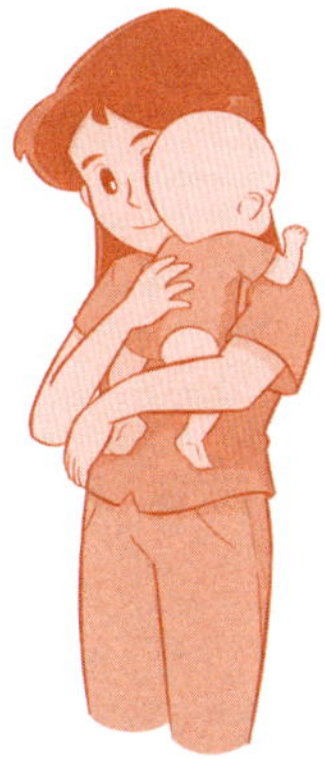

★ **坐位**：照护人采用坐姿，可事先在大腿上垫一条干净的毛巾，让宝宝侧坐在照护人的大腿上，面朝外，身体稍向前倾。

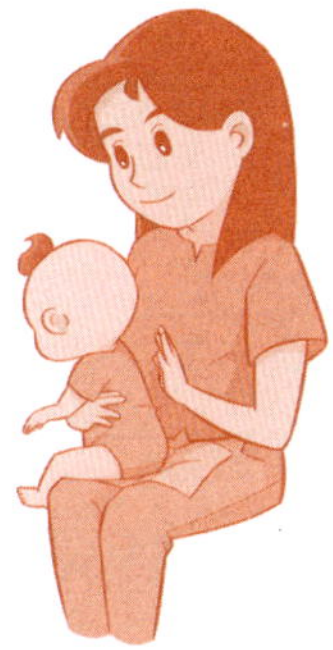

★ **俯卧位**：照护人采用坐姿，为了方便，一只脚可以踩在一个小凳上，并在大腿上垫一条干净的毛巾，让宝宝趴在照护人的大腿上，头部在稍高的一条腿上，保持头部略高于胸部。

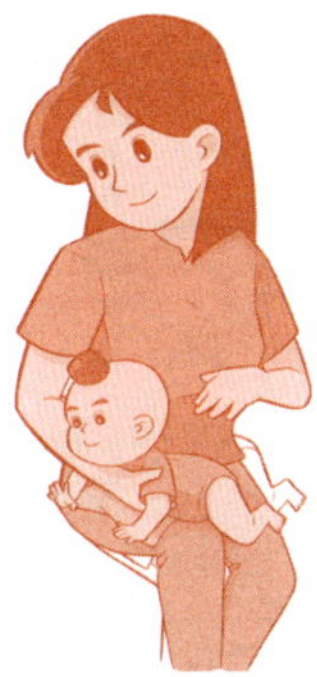

2. 具体操作

★ 拍嗝的位置：两肩胛骨下缘中间位置。

★ 拍嗝的力度：力度合适，避免太重或太轻。

★ 拍嗝的时间：5～10 分钟。

★ 拍嗝的方法：选择合适的体位，分别如下。

★ **直立位**：照护人一只手托住宝宝的臀部和腰部，另一只手用空心掌在宝宝背部从下往上有顺序地轻叩，也可以配合画圈按摩同时进行。

★ **坐位**：照护人一只手的腕部和肘部支撑宝宝的身体，手掌张开，支撑住宝宝的胸部和头部，另一只手用空心掌在宝宝背部从下往上轻轻拍打或画圈按摩。

★ **俯卧位**：照护人一只手托住宝宝身体，另一只手用空心掌在宝宝背部轻轻叩拍或画圈按摩。

二十四、拍嗝的注意事项

拍嗝可以减少吐奶和腹胀，让宝宝更舒适。对照护人来说拍嗝需要一些技巧，更需要爱心和耐心。在拍嗝过程中还需要注意以下几点。

1. 拍嗝频次和时机的选择：如果宝宝在喂养过程中出现烦躁不安，如哭闹、身体打挺等，可能需要停止喂奶，进行拍嗝。母乳喂养的宝宝在喂完一侧乳房后可以进行拍嗝，拍嗝后可继续喂奶；奶瓶喂养的宝宝喂3～5分钟（或60～90毫升）就拍拍嗝，或者全部喂完后进行拍嗝。

2. 无论哪种拍嗝体位，对于新生儿一定要注意保护好头颈部。

3. 在给宝宝拍嗝的过程中，和宝宝抚触、拥抱、说话，能让照护人和宝宝之间产生良好的亲子互动体验。

4. 如果宝宝经常打嗝，尽量在他安静的时候喂奶，不要等到宝宝很饿，导致哭闹后才喂，这样通常可以减少打嗝现象发生。

5. 对于经常容易溢奶的宝宝，可以等宝宝吃饱后再试着拍嗝，或者吃完奶竖直抱起或头高位抱 10～15 分钟，以防止吐奶。

6. 如果拍了十几分钟后还是没有拍出嗝来，照护人也不用担心，继续喂奶或观察。宝宝不是每次都能拍出嗝的。

7. 如果宝宝打嗝后仍然表现出很不安，照护人要积极查找其他原因，如：宝宝是不是饿了？尿布是否湿了？是否生病了？必要时向专业医生咨询或去医院就诊。

二十五、不同抱姿及适合年龄

怎样抱宝宝是个技术活儿，也是一门学问。正确的抱姿不仅让宝宝感觉安全、舒适，也有利于其身心发展。

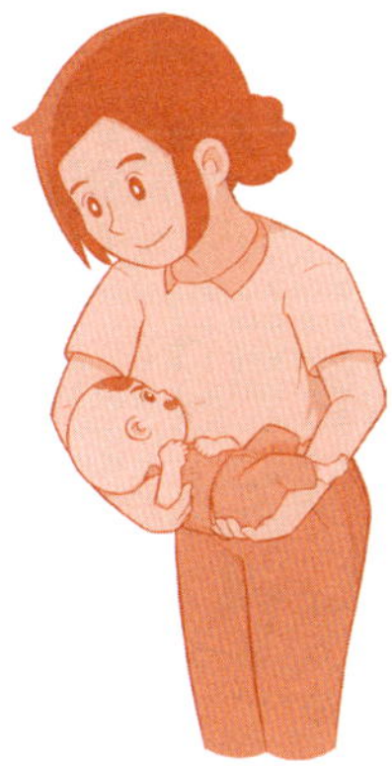
手托法

1. 手托法 照护人一只手托住宝宝的头、颈、背部，另一只手托住宝宝的臀部，较多用于把宝宝从床上抱起和放下。一般适合 6 月龄以下的宝宝。

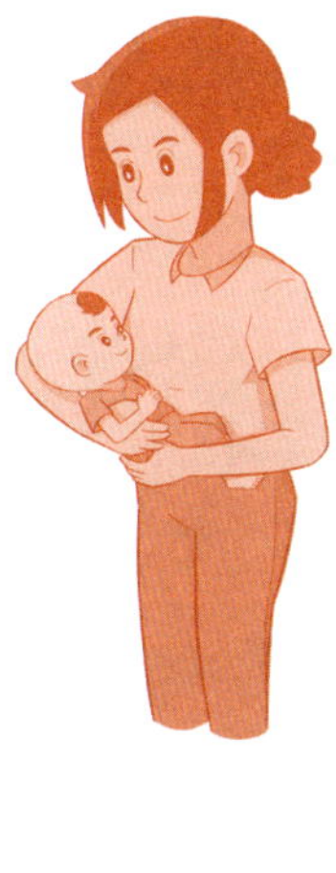
摇篮抱法

2. 摇篮抱法 摇篮抱就是常说的横抱，是抱宝宝最常用的方法，可以很好地跟宝宝进行眼神交流，且不用担心宝宝的头部会前、后、左、右摇晃。照护人将宝宝的头枕在其一侧臂弯里，前臂和手掌托着宝宝的背、腰和臀部，另一只手托着宝宝的大腿或臀部。让宝宝

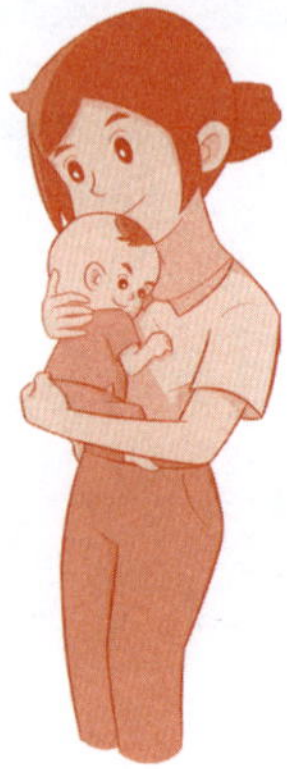

竖抱法

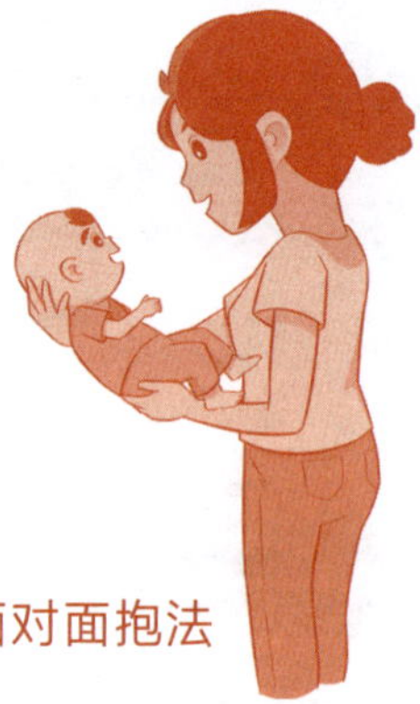

面对面抱法

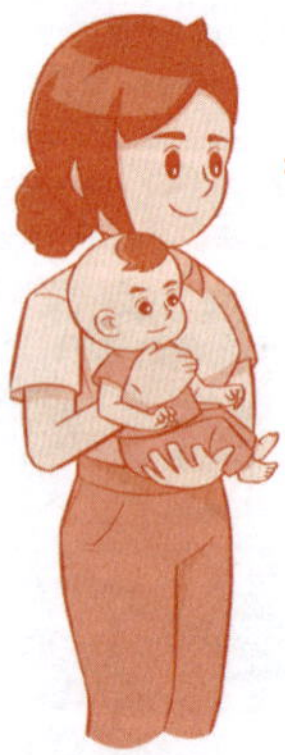

背贴胸抱法

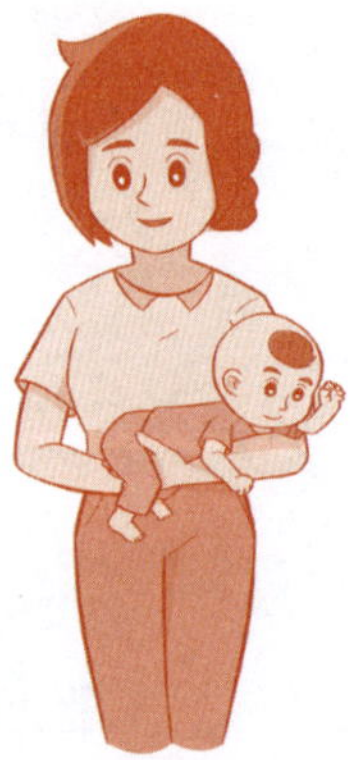

趴式抱法

整体保持头高脚低，身体自然贴合，随着月龄的增长，可以增大倾斜的角度。一般适合所有月龄的宝宝，尤其对于刚出生 3 个月内的小宝宝，横抱是最佳姿势，宝宝哄睡时通常用此抱法。

3. 竖抱法 照护人用手托法将宝宝从床上抱起，将宝宝的头轻轻地靠在胸前或肩膀上，用一只手扶住宝宝的头颈背部，另一只手托住宝宝的臀部。一般适合 3 月龄以上的宝宝，或给宝宝拍嗝及安抚宝宝时。竖抱有利于宝宝开阔视野，观察外界事物。

4. 面对面抱法 让宝宝脸正面对着照护人，照护人一只手放在宝宝头部和颈部后面，另一只手放在宝宝臀部。这种抱姿也有利于照护人与宝宝进行互动和交流，如对着宝宝微笑或者做鬼脸，或者和宝宝说话。一般适合 6 月龄以下的宝宝。

5. 背贴胸抱法 让宝宝背部靠在照护人的胸前，坐在腰凳或照护人的一只手臂上，照护人另一只手臂环绕在宝宝的胸部并抱住他。这种抱姿可以让宝宝全方位地感受周围的环境。一般适合 3 月龄以上的宝宝。

6. 趴式抱法 又称“飞机抱”，是适合安抚宝宝哭闹情绪的一种抱姿，尤其适合有肠胀气、肠绞痛的宝宝。让宝宝呈俯卧位，头颈靠在照护人的手肘弯处，照护人的前臂穿过宝宝胸前，尽量用手握宝宝对侧大腿根部，确保宝宝腹部可以压在其前臂，另一只手托住宝宝的腿部，也可轻拍背部安抚。

二十六、抱宝宝时的注意事项

不管何种抱姿，都要注意保护好宝宝，不仅要抱得舒服，还要让宝宝有安全感，更早地与外界接触，学习更多的东西。

1. 照护人需要注意的是，无论何种抱法，宝宝的头部与身体都应成一条直线。新生儿及 3 个月以内的宝宝对头部的控制能力尚未发育完全，要注意保护宝宝的头颈部，以避免其头部左右或前后晃动。

2. 抱宝宝时动作要轻柔，让其紧贴照护人的胸部，使他感觉温暖、有安全感。还应多用简短的语言和他说话，并且有目光的交流。

3. 竖抱时需要注意让宝宝的脸始终侧向一边，以保证呼吸顺畅，或者让宝宝的头部靠在照护人的肩上，方便宝宝四处张望，避免头耷拉下来。

4. 无论哪种抱姿，只要时间长了，都会感到不舒服，同样照护人也会出现肌肉、关节酸痛的现象，所以，建议一种抱姿持续 30～60 分钟后，可换一种姿势抱宝宝。

5. 其他儿童或老年人要抱宝宝时，你可能需要在一旁帮忙。先让他们坐下来，然后轻轻把宝宝放在他们的臂弯里。

6. 为保证宝宝的安全，抱宝宝时千万不要拿着热饮料或做饭。上、下台阶时一定要抱紧宝宝。

小贴士

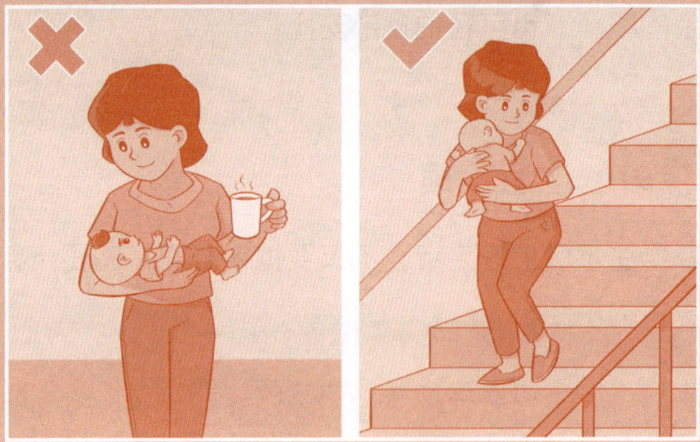

二十七、如何给宝宝量体温

在婴幼儿期，宝宝难免会生病。宝宝生病后会出现各种表现，其中最常见的就是发热。一般情况下照护人是先通过用手触摸宝宝的身体来感受到宝宝可能发热了，这时就会考虑用体温计来给宝宝测量体温。

1. 准备

★ 体温计（用前请仔细阅读使用说明书，确保体温计已经按照说明书的建议精确校准）。

★ 消毒酒精棉球。

2. 具体操作 不论选用哪种体温计，在每次使用前，都要先用 75% 酒精消毒液消毒。

☆ **数字化电子体温计**

★ **测肛温**：适合 3 岁以下宝宝。

★ 测量前在体温计头部涂一些润滑剂（如凡士林）备用。

★ 照护人把宝宝抱在腿上，用两条大腿夹住宝宝。宝宝的脸既可以朝上也可以朝下（如果脸朝下，照护人将一只手放在宝宝的背上；如果脸朝上，照护人把宝宝的腿屈曲到胸前，用一只手压住宝宝的大腿以固定姿势）。

★ 照护人一只手轻柔地扒开宝宝肛门，另一只手将体温计的头部缓缓插入其肛门 2～3 厘米。

★ 扶住体温计大约 1 分钟，或直到体温计上的信号灯闪烁或蜂鸣声提示测量完成为止。

★ 取出体温计并读数。

★ **测腋温**：适用于所有年龄。

★ 将体温计放于宝宝腋窝中央。

★ 夹紧体温计（由于宝宝自主性较差，需要照护人配合），直到体温计上的信号灯闪烁或蜂鸣声提示测量完成为止。

★ 取出体温计并读数。

★ **测口腔温度**：适用于 3 岁以上能配合的宝宝。

★ 把温度计放在宝宝舌头的一侧下面。

★ 让宝宝用嘴唇（不是牙齿）来固定它，让他用鼻子呼吸。

★ 等待温度计发出蜂鸣声，提示测量完成。

★ 取出体温计并读数。

☆ **耳部红外线体温计**

★ 适合 6 月龄以上的宝宝。

★ 测量时要向后拉宝宝的耳朵，将耳道拉直。

★ 将探头放入耳道中央，对准鼓膜。

★ 按下开关，听到提示音时取出体温计并读数。

小贴士

照护人在照料发热的宝宝时，需要每 3～4 小时测量一次体温，最重要的是观察宝宝是否有严重疾病的迹象，如嗜睡、面色苍白、呼吸困难、持续呕吐和反应差，如果出现以上情况，则需立即去医院就诊。如果宝宝只有 2 个月大，甚至更小，并且直肠温度达到了 38℃或更高（口腔温度高于 37.5℃，腋下温度高于 37℃），需要立即就医。

二十八、如何给宝宝喂药

照护人在护理生病的宝宝时，常遇到令人头痛的事——宝宝不配合吃药。让宝宝顺利服下药物，对照护人来说是个不小的挑战。具体步骤如下。

1. 准备 安静舒适的环境；药品；量杯或量勺；喂药器（或勺子、滴管）、围兜或口水巾。

2. 具体操作（不同年龄、不同方法）

☆ **0～2 岁宝宝**

★ 照护人将宝宝侧抱或者让宝宝半坐，倚靠在大人的臂弯里，让宝宝感到放松，有安全感。

★ 喂药前围上围嘴，旁边预备好口水巾。

★ 轻轻地固定宝宝头部和双手，防止宝宝因为乱动或者挣扎造成喂药困难。

★ 将装着药液的滴管（1 岁之内宝宝最适宜）或勺子或喂药器放入宝宝口内，可放在舌根侧下方部（舌面后 1/3 处）或一侧颊黏膜和牙龈之间，让药液慢慢流入宝宝口中。

★ 宝宝吃药后根据情况可以再喂几口水或者奶，用口水巾擦干净嘴角，拥抱、夸奖一下宝宝。

★ 竖抱宝宝，避免宝宝吐药后呛入气管。

☆ **2 岁以上宝宝**

★ 对于懂道理的宝宝，照护人要耐心而温柔地给他讲道理，先从思想上做好动员工作，告诉他为什么需要吃药，进行鼓励，尽量争取他的配合。

★ 宝宝完成服药后及时赞扬，兑现承诺，如一个小奖品、贴纸或活动等。

小贴士

为了防止窒息，不要在服药时挤压宝宝的脸颊、捏住鼻子或向后强压宝宝头部，这样做也会引起宝宝不适，导致宝宝对吃药的恐惧感增加。尽量选择适合宝宝口味的药物，让宝宝乐于接受。注意不要为了让宝宝吃药告诉他这是糖果或果汁。虽然这样做可能暂时会让宝宝合作，但会混淆宝宝的认知，宝宝可能会拿到药物误食，导致药物过量引起中毒。

二十九、托育机构的日常护理规范

托育机构应遵循宝宝不同年龄段的身心发展特点和发展需要，合理安排宝宝一日生活，做好日常护理（如换尿布、如厕、盥洗，穿、脱衣服等），关注个体差异，及时回应和满足每个宝宝的不同需要，使宝宝在机构生活和学习过程中获得安全感、愉悦感、自主感和满足感，并在保育过程中进行引导、教育，促使其身心获得良好的发育和发展。

1. 托育机构应制订书面的有关日常照护技术规范，并对保育人员进行岗前培训，统一操作流程，确保每一位照护人知悉并始终遵守。

2. 应把换尿布、洗手和如厕等具体操作步骤张贴在所有尿布台、洗手池及如厕区等显眼位置，方便照护人和较大的宝宝参照执行。

3. 照护人应及时观察宝宝的动作、声音和言语表示，识别宝宝哭声，了解宝宝的需求，并及时给予恰当的回应，为宝宝提供与需求相匹配的日常照护。在此过程中融入眼神、语言和手势的交流，以促进宝宝早期社交、情绪的发展和安全型依恋关系的建立。

4. 在日常照护中，为宝宝提供配合洗手，穿、脱衣服等学习机会。通过耐心、细心地照料，逐步引导宝宝养成良好的卫生习惯和生活习惯，培养宝宝基本的生活自理能力。

三十、托育机构基本医疗护理常规

在托育机构生病的宝宝需要接回家照顾，因为生病的宝宝有可能将疾病传染给其他宝宝，而且生病的宝宝也需要更加个性化的贴心照护，这在托育机构是无法做到的。在宝宝被家长接走前，托育机构要按常规做好健康监护。

1. 托育机构需要制订照护生病和受伤宝宝的常规。如果宝宝生病并很快要被接回家，那么宝宝在被接走之前需要有一个临时休息的地方（保健室）。生病宝宝的休息区域需要和其他健康宝宝的活动区域分开，并且该区域能够让宝宝感觉舒适，可以躺下休息，并提供一些玩具和图书。

2. 一名照护人（保健人员或老师）必须一直陪伴生病的宝宝，或者每隔 5 分钟要检查一下宝宝的状况，如精神状况、体温等，直到家长来接走。

3. 对生病宝宝使用过的物品和空间必须进行清洁、消毒。

4. 对生病暂未被家长接走的宝宝，可根据具体情况提供特殊餐食。

5. 托育机构保健人员给宝宝喂药之前必须征得家长的同意并签署知情同意书。给宝宝喂药要遵循“五大正确原则”——正确的药品、正确的剂量、正确的宝宝、正确的时间、正确的给药途径。

6. 托育机构对宝宝生病应有明确的规定，让每一位家长都清楚地了解什么情况下应该让宝宝待在家中休息并接受治疗。

第三章

轻松快乐喂宝宝

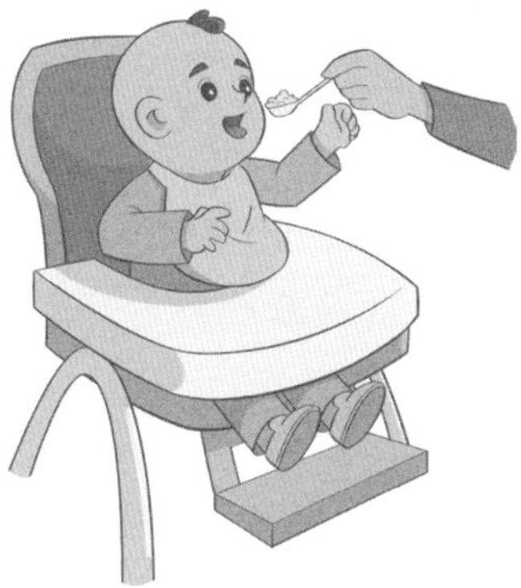

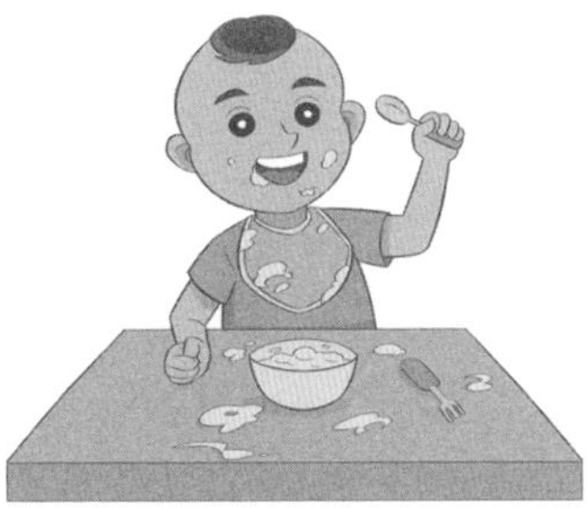

一、为什么要提倡母乳喂养

母乳是宝宝最理想的天然食物，含有宝宝生长、发育必需的各种营养和活性成分，母乳对宝宝生长发育、智力发育的作用是其他代乳品无法达到的。母乳不仅能满足宝宝的营养需求，还可以预防许多影响宝宝健康的疾病发生，是保障儿童生存与健康最有效的措施之一。世界卫生组织指出：所有婴儿，包括早产/低出生体重儿、患病新生儿，都应在出生后最初6个月进行母乳喂养。

妈妈要想轻松快乐地进行母乳喂养，需要学习和掌握一些母乳喂养的技巧，才能让宝宝有效地吃到母乳，健康地成长，同时妈妈与宝宝也能享受母乳喂养带来的美好的亲子时光。

二、母乳喂养中两个重要的生理反射

在母乳的分泌与排出过程中有两个重要反射，这两个反射是母乳喂养成功的关键所在，妈妈需要了解这点，这样在母乳喂养过程中就能够达到事半功倍的效果。

1. 泌乳反射 是指宝宝吸吮乳头时，通过神经末梢传递至妈妈脑垂体前叶，使之产生催乳素，催乳素通过血液循环运送至乳腺，刺激乳腺分泌乳汁，这个过程称为泌乳反射。

2. 射乳反射 是指宝宝吸吮乳头时，通过神经末梢传递至妈妈脑垂体后叶，使之产生催产素，催产素可促使乳腺腺泡的肌上皮细胞收缩，乳汁被挤入乳腺导管流向乳头，促进乳汁排出，这个过程称为射乳反射（喷乳反射）。

主管这两个生理反射的大脑部位也是管控情绪的地方，所以宝宝有力地吸吮和妈妈愉悦的心情是形成有效的泌乳反射和射乳反射的关键。

小贴士

催乳素：除了刺激乳腺分泌乳汁外，还可让妈妈感觉放松、舒适，促进睡眠，保证休息；催乳素还会抑制排卵，持续性地哺乳可延长妈妈再次怀孕的间隔时间。

催产素：除了促进乳汁排出外，还可促进产后妈妈子宫收缩，可以减少产后出血发生。催产素容易受到妈妈情绪的影响，负面的情绪（如疼痛、担心自己奶水不足）会抑制催产素的分泌。

三、小宝宝饿了会有哪些表现

喂养是根据宝宝的消化能力和进食能力给予相应的食物，使宝宝获得充足的营养，健康成长。同时，喂养也要讲究合适的时机才能完成得好。所以，在喂宝宝之前识别宝宝饥饿和饱足的信号就显得十分重要。妈妈在母乳喂养时可通过观察宝宝的表情、声音和动作等表现出的进食需求，及时给出恰当的回应——饿了喂哺，饱了停止。宝宝饥饿的时候会有以下几种表现。

1. 宝宝饥饿早期信号是微弱的，常表现为眼球快速转动、小手举到脸上、嘴巴在蠕动。

2. 如果妈妈对宝宝饥饿早期信号没有回应，宝宝会增加一些更明显的信号，如往妈妈胸口蹭、发出呜咽声。

3. 如果妈妈在收到宝宝更明显的饥饿信号时给宝宝喂奶，宝宝很可能会安静、有效地含住乳头。如果妈妈没有及时给宝宝喂奶，宝宝随着饥饿感的加剧，他的身体和嘴巴会紧张起来，呼吸节律加快或开始哭泣。

小贴士

宝宝哭泣往往已经是一个较晚的饥饿信号，这时如果开始喂奶，则需要先安抚宝宝，让宝宝安静后再喂奶，否则很难喂奶成功。

四、小宝宝饱了会有哪些表现

宝宝吃饱了会自己吐出妈妈的乳头，松开乳房，双手放松，表情看上去很满足，能安静地玩耍或入睡。妈妈也可通过以下情况来帮助自己识别宝宝饱足的信号。

1. 排尿 小便的次数反映宝宝早期的进食量，宝宝出生 1～2 天小便 1次或2 次，下奶后≥ 6 次 / 天；如果宝宝没有吃饱的话，可能会每日排尿少于 6 次，且尿味重，尿色深黄。

2. 排便 一般宝宝出生 3～4 天后，胎便排完后，大便颜色从黑色（或墨绿色）逐渐变为棕色或黄色，宝宝出生第 5 天时转变为黄色大便，如大便颜色未转为黄色，提示宝宝有可能没有吃饱，如果有这种情况，请及时向专业人员咨询。

3. 体重 通常体重增长情况最能反映宝宝吃饱了没有。宝宝出生 2～3 天时会出现生理性体重下降，1 周内宝宝体重下降不超过出生体重的 7%～10%，在出生 10～14 天时恢复到出生体重。满月时增重能达到 750 克。

4. 妈妈的感受 妈妈自感哺乳前乳房饱满，哺乳后乳房变松软，无硬结，不胀奶。宝宝大月龄时妈妈在哺乳前虽然乳房可能不饱满，但可能会感受到奶胀，喂奶时能听到宝宝明显的吞咽声。

五、母乳喂养妈妈的哺乳姿势

妈妈在母乳喂养过程中要将其身体调整到最舒适体位，只有妈妈舒服了宝宝在妈妈怀里才能舒适，当妈妈身心放松的时候，射乳反射才能发挥作用。舒适的体位使妈妈肩膀能自然放松，颈部肌肉不紧绷，以及身体其他部位有良好的支撑。舒适的哺乳姿势是能保证宝宝正确含乳的前提。常见的哺乳姿势有以下几种。

1. 半躺式（也称生物养育法） 适用于所有妈妈，是最自然的一种简单、舒适、有效的哺乳姿势。尤其对于产后早期有特殊情况者，如乳头扁平、乳头疼痛、乳房肿胀及宝宝嗜睡、吃奶抗拒、舌系带短等，有较好帮助。

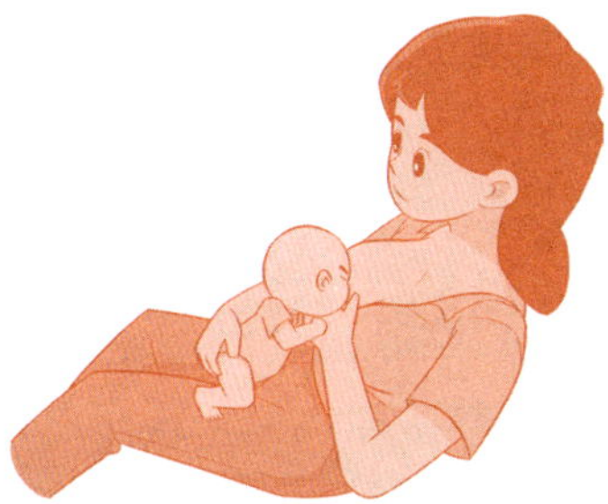

具体方法：妈妈斜靠在沙发或床上，身体呈 40°～60°，感觉到身体的每个部位都舒服、放松，不用坐得太直或完全平躺。让宝宝俯趴在妈妈的腹部，宝宝的头部比臀部高，宝宝的脚可以接触到支持物，比如妈妈的腿。如果宝宝是侧面趴在妈妈身上，可以给一个枕头让宝宝的脚有着力点。

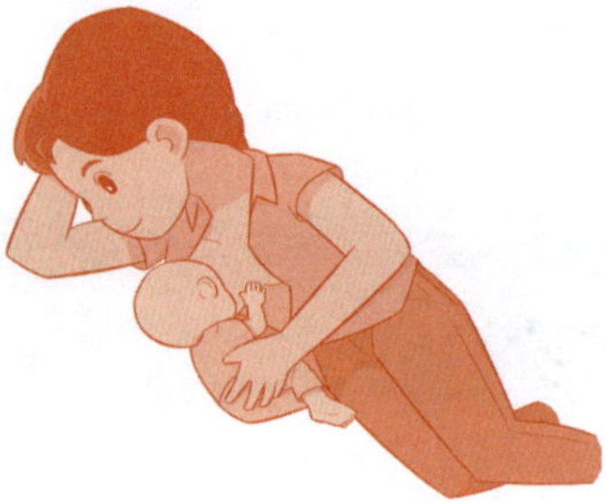

2. 侧卧式 适用于剖宫产术后、自然分娩第一天，以及夜间喂哺。

具体方法：妈妈侧卧躺下，身体舒适、放松，头枕在枕头边缘，下方手臂放在枕边，宝宝也要侧躺面向妈妈的乳房，让宝宝的鼻子与妈妈的乳头平齐。为了让宝宝腹部与妈妈的腹部紧贴（没有缝隙），可用小毛巾或薄毛毯卷起来垫在宝宝的背后（肩部以下）抵住身体，妈妈可腾出手来抚摸他。妈妈在产后早期使用这个体位喂奶时，尽可能避免睡着，必要时应有家人照看。

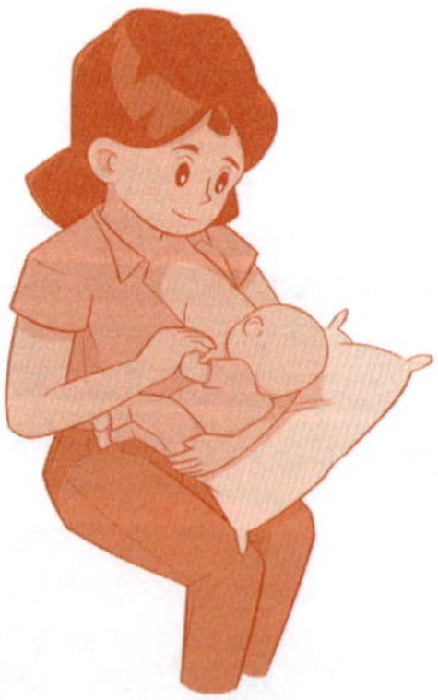

3. 摇篮式 适用于喜欢坐起喂奶的妈妈。

具体方法：妈妈舒适地坐在椅子上，为了使妈妈的腰和抱着宝宝的胳膊能得到支撑，可在背后放一软垫或靠枕，胳膊下再垫个哺乳枕，也可在妈妈脚下放一个矮凳子。妈妈将宝宝抱在怀里，让宝宝贴近自己，宝宝的头枕在妈妈的前臂上，面朝乳房，鼻子对准乳头，头和身体呈一条直线，妈妈的腹部与宝宝腹部紧贴，手托着宝宝的背部和臀部。

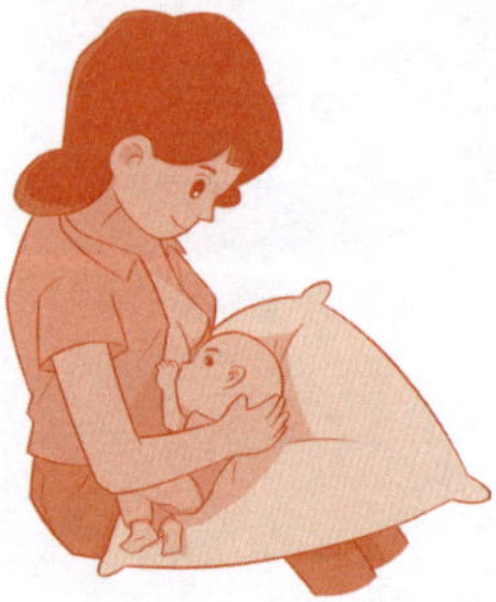

4. 环抱式（又称橄榄球式） 适用于双胎、妈妈剖宫产、乳房过大、外侧有积乳时。

具体方法：妈妈舒适地坐在椅子上，在妈妈身体的一侧放一个哺乳枕或靠垫，将宝宝侧放在上面，上半身紧贴妈妈侧面，比乳房低一点儿，妈妈用同侧的手臂搂着宝宝，用手托住宝宝的后颈和肩部，使宝宝的鼻子对准妈妈的乳头。

5. 交叉式 适用于早产儿、含接乳头有困难的宝宝。

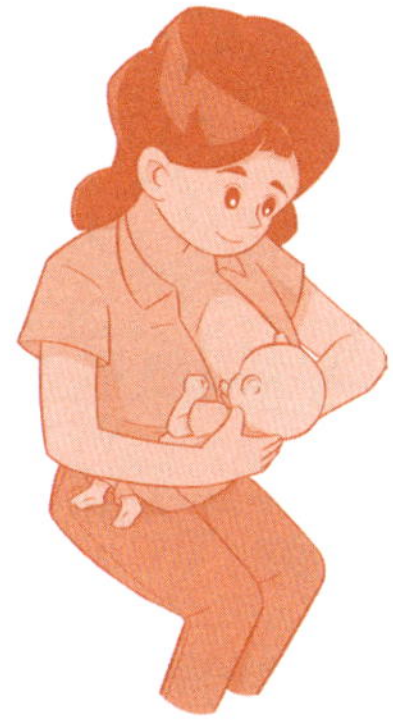

具体方法：同摇篮式的位置一样，用宝宝要吃的那侧乳房对侧的胳膊抱住宝宝（宝宝吃左侧乳房用右手抱），让他在乳房下面，臀部靠在妈妈的大腿上，妈妈扶住宝宝身体，这样就可以用来支撑宝宝头、颈、肩部，将他搂向自己，妈妈的另一只手可以用来调整或支撑乳房。

小贴士

不论何种姿势哺乳，妈妈要感到舒适，宝宝也要吃得舒服，记住以下几个哺乳要点。

- 宝宝的头与身体呈一条直线（耳朵、肩膀和小屁股呈一条直线）。
- 宝宝面向乳房，鼻子对着乳头，胸贴胸，腹贴腹，下颌贴乳房。
- 妈妈抱紧宝宝贴近自己。
- 宝宝的头和肩膀得到稳定有力的支撑，若是新生儿，妈妈还应托住宝宝的臀部。

六、宝宝吃奶含接姿势的要点

宝宝吃母乳时，正确的含接姿势可以避免妈妈乳头疼痛和乳头皲裂的发生，确保宝宝能有效地吸吮到乳汁，促进妈妈乳汁的分泌。妈妈们要掌握宝宝吃奶含接姿势的 9 个要点哦！

1. 妈妈用乳头触碰宝宝的嘴唇上部（人中部位），引导宝宝张大嘴。

2. 保持宝宝颈部得到支撑有利于宝宝主动寻找乳头，含接好乳房（乳头加大部分的乳晕）。

3. 宝宝下唇呈鱼嘴状外翻。

4. 宝宝舌头呈勺状裹住乳头及大部分乳晕。

5. 宝宝吸吮时面颊鼓起呈圆形。

6. 宝宝口腔上方能看见更多的乳晕，在宝宝吸吮时，下唇含住的乳晕比上唇含住的更多。

7. 宝宝的下巴贴紧妈妈的乳房，在吸吮时可以产生更大的压力，利于更多的乳汁排出。

8. 可以察觉到宝宝慢而深的吸吮，吸吮有力。宝宝开始会快速吸吮刺激乳汁释放，在乳汁溢出后转为较慢而深的吸吮。

9. 能看到宝宝的吞咽动作或听到吞咽声。

小贴士

喂奶时，不要急于把乳头塞进宝宝嘴里，更要避免用力将宝宝的头凑近乳房！

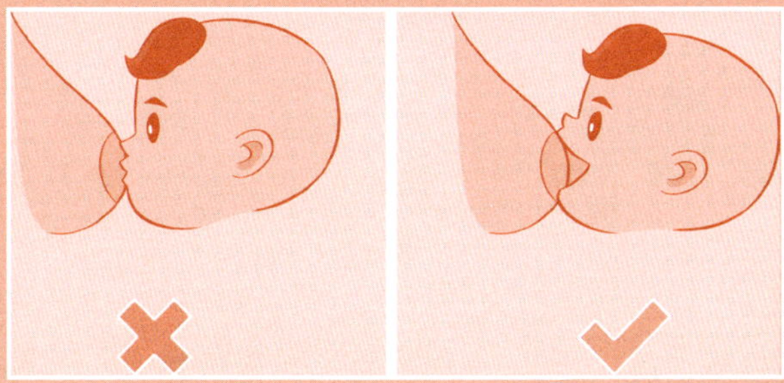

七、挤奶的次数与间隔时间

挤奶可帮助妈妈保持泌乳量，降低乳腺炎的风险。妈妈可根据宝宝的月龄、每天喂养的次数、母亲泌乳量和婴儿体重来安排挤奶的间隔时间与挤奶的次数。

1. 产后早期因哺乳问题或宝宝拒绝乳房，妈妈应每天至少 8 次有效排出乳汁，以保持奶量。

2. 回到职场的妈妈可根据工作和宝宝的情况安排挤奶。

★ 妈妈可于午餐时间和上、下午的简短休息时间挤奶。

★ 通常挤奶的次数会随着宝宝的年龄而改变，宝宝 4 个月时妈妈在工作 8 小时当中需要挤奶 3 次、每次 20 分钟；宝宝 6 个月时已经开始添加辅食，妈妈只需挤奶 2 次；宝宝 12 个月时，一天可能仅需挤奶 1次或2 次。

★ 挤出的乳汁贴上标签，写上日期和时间，放到冰箱冷藏，下班途中可存放于冰包中，带回家中放冰箱内备用。

3. 若宝宝早产或妈妈生病，挤奶注意事项如下。

★ 妈妈最好在产后 1 小时内开始挤奶。

★ 产后 0～6 个月每 3 小时挤奶 1 次，夜间也需要挤奶，每天挤奶次数为 8 次及以上。

★ 妈妈可记录挤奶日记，这样就能知晓每天挤奶总量是否达到要求。

★ 挤出的乳汁贴上标签，写上日期和时间，及时送给宝宝吃或放冰箱内储存。

八、母乳的储存

当妈妈与宝宝因为一些原因需要分开，如宝宝住院或者妈妈返回职场等，妈妈就要将乳汁挤出储存起来，这样既可以维持奶量，又可以在不能亲喂宝宝时让宝宝吃到母乳。乳汁是新鲜而有活性的食物，只要储存方法得当，营养价值可以保证，且是安全的。从挤出乳汁到使用储存的乳汁，这里有许多小细节需要妈妈关注。

1. 储存容器的选择 可选用玻璃瓶、聚丙烯塑料容器或双层膜设计的储奶袋，不要选用含有双酚 A 的容器。考虑到母乳在体外营养成分的保全，优先选择的顺序是玻璃瓶、塑料瓶、储奶袋。考虑到存放的安全和使用的便捷，冷藏时可使用玻璃瓶或塑料瓶，冷冻时可使用储奶袋。储存乳汁时要考虑到冷冻时储奶袋的变形、破损以及宝宝一次的奶量，建议每个储奶袋储存 60～120 毫升为宜，因为取出加热后的奶是不能再放入冰箱储存的。

2. 储存时间 根据母乳存放的不同环境、不同温度，能储存的时间是不一样的，具体可参考下表。

母乳储存的条件及时间

环境	温度	最长储存时间
室内	16～29℃	4 小时最佳，非常干净的条件下 6～8 小时可接受
保温包	< 15℃	24 小时内是安全的
冷藏室	4℃	4 天最佳，非常干净的条件下 5～8 天可接受
冷冻室	< −18℃	6 个月最佳，12 个月内可接受

资料来源：《美国母乳喂养医学会（ABM）足月儿家庭母乳储存指南（2017 版）》。

九、如何使用储存的母乳

1. 冷藏的母乳 使用前将储存容器放到温水中轻晃或者使用温奶器，将乳汁温热到38～39℃。使用温奶器的话，建议按照使用说明书使用，不要人为增加时间，以免破坏母乳营养成分。

2. 冷冻的母乳 使用前要先提前解冻，可提前一天将乳汁从冷冻室取出放入冷藏室过夜。快速解冻的方法是直接取出后放在水龙头下冲，冲至母乳解冻成液体状。冲时水流要避开储存容器的入口，以免自来水渗入到母乳中，然后将乳汁温热到 38～39℃即可。

小贴士

- 避免使用微波炉或煮沸加热。
- 避免将冻奶置于室温下直至融化。
- 每次根据宝宝的喂养量取出母乳，避免反复加热。
- 解冻后的乳汁冷藏不应超过 24 小时。
- 加热后的乳汁 2 小时内使用或者丢弃。

十、托育机构母婴室设施与要求

托育机构或家庭应鼓励妈妈进行母乳喂养，并创造便利条件，尽可能为哺乳的妈妈们提供一个安静、舒适的环境。托育机构可设有母婴室或母乳喂养室。

1. 环境 房间独立，私密性好；有自然通风或新风系统，无异味；光线柔和，温度适宜；室内整洁卫生，色调协调温馨；地面防滑；桌角、墙角等尖锐易碰撞处有防碰保护措施；哺乳区有隔帘或隔断遮挡。

2. 基本设施 有冷暖空调，室内或就近提供冷热水饮水机、流动的冷热水洗手设施及洗手液、擦手纸或干手机；有便于哺乳的座椅或沙发（根据实际情况选配脚凳）；有带安全扣的婴儿尿布台或符合安全标准的婴儿床；供吸奶设备使用的电源插座、温奶器等；脚踏式带盖垃圾桶。

3. 标志引导 母婴设施门前张贴标志，引导清晰醒目。

4. 管理人员 设专职或兼职母婴设施管理人员，定期检查母婴设施专用设备、设施，及时发现各类运行故障及使用问题。设施、设备维修有记录。

5. 保洁维护 保洁人员专人定岗清洁和管理，室内清洁、通风，地面及台面随时清理，消除水迹、垃圾等其他安全隐患。

6. 开放使用 母婴设施按公示时间开放使用，专室专用。

7. 持续改进 建立母婴设施服务对象意见反馈机制，可设置意见箱（簿）或其他意见反馈形式，及时收集意见，并落实持续改进措施，使服务对象满意度高。

8. 宣传知晓 托育机构所有工作人员应知晓本机构母婴设施位置，方便引导有需求的服务对象使用。

9. 科普宣传 因地制宜采取有效措施宣传母乳喂养知识，如视频、展板、公众号、官网等。

10. 应急处置 母婴室应有消防安全疏散图，公布相关紧急求助电话，有条件的可设置紧急呼叫设备。母婴设施工作人员应熟练掌握本公共场所常见突发事件（如火警、急救等）应急处理流程。

十一、托育机构母乳的使用管理

母乳最适合宝宝生长发育的需要，坚持母乳喂养需要家庭与社会的共同支持，那么在托育机构安全、规范地使用母乳就显得非常重要，需做到以下几点。

1. 托育机构配置专人管理母乳，对收集的母乳进行登记、消毒、储存、管理，并做好使用记录。

2. 建立母乳冰箱管理制度，冰箱设专人管理。母乳应放入冰箱内储存，冰箱内禁放其他物品；建立母乳冰箱登记本，冰箱温度调节至4℃以内，每日检查1次并记录；保持冰箱清洁卫生，每天用清水清洁1次，结霜要定期清除，清除后及时接通电源。如果遇到冰箱断电或出故障，及时寻找原因，并快速处理，记录停电时间。

3. 工作人员进行喂养时应着工作服，着装整洁，佩戴口罩，进行操作前必须按规范清洗双手，可以使用消毒液。

4. 冷藏母乳的解冻和加热方法同前。

5. 工作人员按瓶喂的技巧给宝宝喂哺加热后的母乳，并记录宝宝的进食量，等妈妈或照护人接宝宝时做好交接。

6. 为确保母乳的安全性和质量，应指导妈妈按适当的方法进行吸乳、储存和运送到托育机构。

★ 母乳收集过程中的清洁：包括吸乳配件的清洁，洗手，选择合适的储存容器。

★ 正确的标记：在收集乳汁的袋子或瓶子上用标记贴标记日期和宝宝的姓名。如果妈妈使用的是母乳储奶袋，在准备挤奶时在空袋子上写上日期，避免装满了再写，要用防水的墨水或记号笔写，防止油墨直接渗入袋内。

★ 母乳的运送：如果妈妈挤出来的乳汁不能在几小时内让宝宝吃掉，挤出来之后马上放到冰箱内冷藏，采用冰包、冰袋等可以保持温度恒定的容器将母乳送至托育机构。这些运输母乳的容器最好是坚硬的、隔热的，容易清洗并且不易污染的。

十二、什么是顺应喂养

婴幼儿早期生长发育迅速，需要充足的营养素以满足其生长。宝宝良好的喂养不仅包括提供合理的营养素和营养结构，还需要培养宝宝良好的饮食技能、饮食行为和创造轻松愉悦的饮食氛围，这样才能保证宝宝营养的摄取和利用。顺应喂养则是对婴幼儿喂养提出的更高要求，主要强调的是喂养过程中照护人和宝宝之间的互动，照护人要学会在喂养过程中鼓励宝宝发出饥饿和饱足信号，并给予及时、恰当的回应，宝宝在家长的帮助和引导下逐步学会独立进食，并获得充足的营养，从而长期健康成长。顺应喂养作为回应性照护的重要组成部分，已被世界卫生组织（WHO）和联合国儿童基金会（UNICEF）纳入婴幼儿喂养指南中，以提倡和鼓励照护人在喂养宝宝时需采取顺应喂养，更好地保证宝宝的营养摄取，同时又能促进宝宝早期发展。

十三、顺应喂养的好处

掌握顺应喂养的技能，对于照护人和宝宝都是至关重要的。照护人不仅要正确认识自己在喂养中扮演的角色及其重要性，也要让宝宝获得长期的营养，维持其健康生长。

1. 顺应喂养对照护人的好处

★ 照护人重新认识喂养过程，通过正确的喂养模式增强自己的喂养信心。

★ 学会营造和谐、愉悦的喂养氛围，逐步学习在喂养过程中与宝宝进行互动。

★ 通过观察饥饱信号给予宝宝及时、恰当的回应，为宝宝带来身心满足的同时也获得照护宝宝的成就感。

2. 顺应喂养对宝宝的好处

★ 通过与照护人的互动，宝宝学会并乐于发出饥饿、饱腹、接受、拒绝等一系列信号，促进语言、认知和社交能力的发展。

★ 宝宝能够得到自主进食的权利，能从进食过程中得到快乐，对食物产生兴趣，从而不断提升进食的技能。

★ 宝宝在备受尊重的喂养环境中，既能更好地学习饮食技能并养成良好的饮食习惯，又能增强自信心和自尊心。

十四、顺应喂养的原则

照护人在实施顺应喂养操作的过程中，要遵循一定的原则，逐步让宝宝独立自主进食，摄取均衡、充足的营养。

1. 喂养信号识别原则 宝宝在不同月龄段都会有进食的需求，此时他们会根据自身的能力通过肢体动作、面部表情、发音和语言等行为来传递信号，比如饥饿与饱腹信号、喜欢与厌恶信号、接受与拒绝信号，以及对食物的偏好选择等信号。对于这些喂养信号，照护人需要在日常的照护过程中留意、仔细观察，正确、及时识别。

2. 喂养信号回应原则 照护人不仅需要准确识别出宝宝发出信号的含义，还要做出积极、正确的应答，满足宝宝的生理或心理需求。

3. 独立自主进食原则 随着月龄的增长，宝宝逐步发展出相对独立的进食技能，与宝宝其他技能发展一样，照护人需要鼓励并支持宝宝自主进食。宝宝掌握独立进食技能不仅能保持对进食的兴趣，还能长期获得营养，帮助生长发育，更有助于培养他们的自信与自尊。

4. 充足均衡营养原则 顺应喂养对食物的选择和营养的要求也很高，照护人要准备安全、营养、充足、均衡、多元化的食物，并依据宝宝月龄的变化、进食能力的提高及时增加食物的种类，改变食物的性状及烹调方式。

5. 良好进食环境原则 良好的进餐环境有利于宝宝的喂养。在顺应喂养中，照护人负责创造安全、舒适的喂养环境，和谐、愉悦的进食氛围。在进食过程中要避免宝宝的注意力分散，如玩玩具、讲故事、看电视等。

6. 尊重宝宝原则 在喂养过程中，照护人要及时察觉和理解宝宝发出的与进食相关信号，充分尊重宝宝的意愿，耐心鼓励，不能强迫喂养。喂养对于宝宝来说不仅是摄入食物，还应有情感互动，交流沟通，对于照护人来说是美好的亲子时光。

十五、顺应喂养的实施步骤

顺应喂养的实施步骤是在一般喂养的基础上增加了更多的观察与回应的过程，对照护人的喂养技术要求更高，强调照护人要根据不同年龄段宝宝的发育水平，识别出他们发出的信号、所表现出的进食技能和行为的不同，照护人给予引导方式也要随宝宝的发育能力变化。具体的顺应喂养实施步骤如下。

1. 创设愉快的喂养环境，促进互动。
2. 确保食物健康、美味，并适合相应年龄宝宝的发育水平。
3. 照护人应鼓励并注意观察宝宝发出的饥饿和饱足信号。

4. 照护人敏感识别并及时、有感情地做出适当的回应，保持一致性。

5. 鼓励宝宝发展与进食相关的技能。

6. 保持照护人与宝宝之间的回应和互动。

十六、0～6月龄宝宝喂养环境的准备

健康、安全、舒适的喂养环境是确保成功喂养的重要条件。在宝宝降临之前，照护人就要规划好喂养环境，适宜的光线，舒适的温度、湿度和良好的通风等环境因素都有利于宝宝的身心健康成长。无论母乳喂养还是配方奶喂养，喂养姿势都是决定能否成功喂养的重要条件，选择一个宽敞舒适的摇椅或沙发，让照护人和宝宝都可以体验到舒适的喂哺姿势，让彼此间的眼神得到接触与交流。随着宝宝月龄的增加，在喂养过程中，周围环境尽量减少人员的走动、大声说话、逗引宝宝、大人吵闹等行为，也不要在喂养过程中给宝宝玩玩具。选择安静的喂养环境、创造愉悦的喂养氛围、适当的亲子交流应答，是保证良好喂养的第一步。

十七、0～6月龄宝宝顺应喂养的实施

对于 0～6 月龄宝宝的顺应喂养，世界卫生组织和联合国儿童基金会提出母乳喂养是婴幼儿获得营养的重要基础，并建议宝宝在出生后 1 小时内进行母乳喂养，纯母乳喂养至 6 月龄，在添加辅食的基础上继续母乳喂养，直至 2 岁或 2 岁以上。

1. 早吸吮、早开奶 新生儿娩出后擦干身体，即可放到母亲的胸腹部，让母亲拥抱新生儿，这就是早接触，有助于培养母婴间亲密的关系，为泌乳做准备。分娩后给新

生儿第一次哺喂母乳的时间称为“开奶”。开奶越早越好，健康的母亲在产后半小时内即可开奶。

2. 按需喂养 产后最好母婴同室，每次哺乳应持续足够长的时间，喂哺空一侧乳房后，再喂哺另一侧乳房，以保证宝宝每次都能够吃到前奶和后奶，保证营养全面。按需哺乳不仅可使催乳素在血液中维持较高的浓度，还能保证宝宝有较强的吸吮力，有力的吸吮是促进乳汁分泌的重要因素。

3. 正确的喂哺技巧 采用最适当的哺乳姿势，使母亲与宝宝感到放松。无论母亲采取何种哺乳姿势，哺乳前让宝宝用鼻推压或用舌舔母亲的乳房，哺乳时宝宝的气味、身体的接触能刺激乳母的射乳反射。

十八、如何识别与回应0～6月龄宝宝的饥饿信号

照护人要想准确地回应宝宝的饥饿信号，就要先学会识别出宝宝不同时期的饥饿信号。对于 0～6 月龄宝宝的饥饿信号，通常分为 3 个时期——早期、中期、晚期。不同时期的宝宝在饥饿状态下有不一样的表现。

1. 早期的饥饿信号 宝宝会慢慢显示出不安的情绪，有张嘴、觅食的动作，但是宝宝早期的饥饿信号如果照护人观察不仔细，往往会被忽略。

2. 中期的饥饿信号 宝宝的肢体活动会进一步明显，吃手、啃毯子或接触其他物品、转头寻找乳房等身体活动增加时，代表“我真的开始饿了”。如果照护人还不能及时地识别与回应这些信号，宝宝会开始发出声音和吵闹。

3. 晚期的饥饿信号 如果中期的饥饿信号继续被照护人忽略时，宝宝可能会大哭

一场，表示“我现在真的很饿，我很沮丧！”宝宝会背部拱起，身体紧张，舌头向上、向后，而不是向前和向下延伸来吸吮乳房，尝试去喂哭闹的宝宝是一件很困难的事。

小贴士

照护人经常会把宝宝哭闹当做喂养信号，这是哺乳的最晚期信号，不是喂奶的最佳时机。此时宝宝会表现出吸吮动作不协调，含接妈妈乳房不好，也可能会拒绝乳房或含接几口后又哭闹。所以，及早识别出宝宝饥饿信号对成功的哺乳至关重要。

十九、如何识别与回应0～6月龄宝宝的饱足信号

顺应喂养的技巧对于采取任何喂养方式的宝宝来说都很重要。母乳喂养的宝宝当出现饱足信号时就会停止吸吮，并释放乳房，如果宝宝不愿意继续吃，照护人不应强迫他继续吸吮乳房。同样，用奶瓶喂养的宝宝，当宝宝出现用舌头顶出奶嘴、头转向一侧、拒绝进食时，照护人也不能强迫继续喂养。如果照护人想继续摇动奶瓶让宝宝喝更多的奶，并且对宝宝的饱足信号没有反应时，宝宝在吃饱后停止进食的天生能力（食欲调节）就会被破坏。

母乳喂养的宝宝能建立起更为有效的能量摄入自我调节机制，更好地学会能量摄入的自我调节。假如母乳喂养的家长忽略个体差异而过多地干涉这一机制，忽略宝宝的饱腹信号，时间长了会使宝宝饱腹感信号减弱而摄入过多的能量。此外，照护人担心宝宝饥饿或吃不饱而增加配方奶喂养，也会导致过度喂养，从而引起肥胖的发生。

小贴士

饱足信号：宝宝吃饱后，他们会试着把头从乳房上移开，吸吮的速度会减慢或停止吸吮，把乳头从嘴巴里吐出，表情显示出满意，有想睡觉的感觉！

二十、0～6月龄宝宝顺应喂养温馨提示

1. 对于实在不能母乳喂养或不方便母乳喂养的宝宝，在选择配方奶补充时，可根据宝宝月龄段不同，选择适合月龄的配方奶喂养。对于牛奶蛋白过敏、乳糖不耐受或低体重的婴儿，在选用部分水解奶粉、深度水解奶粉、氨基酸奶粉及去乳糖奶粉、低体重奶粉等特殊奶粉时，都应当在医生指导下使用并随访。

2. 随着宝宝月龄的增长，对于 3 月龄后的宝宝来说，可以及时根据宝宝的生理特点适当延长前后两次喂养间隔时间，逐渐从按需喂养到规律喂养。

3. 正常情况下，宝宝会处于睡眠—饥饿—觉醒—哭闹—喂养—睡眠的循环状态。当喂养间隔时间延长后，宝宝喂养的规律性和节奏感会更明显，包括饮食在内的生活习惯也会更加明显，因此，还需要特别关注培养规律喂养和睡眠的习惯。减少夜间的喂养次数，可以促进宝宝养成良好的睡眠习惯。

二十一、6～12月龄宝宝喂养环境的准备

对于 6～12 月龄宝宝，喂养环境同样需要适宜的光线、舒适的温度和良好的通风条

件等。在辅食添加前照护人要准备好舒适的宝宝椅，以及餐盘、餐碗、勺子等宝宝专用的餐具。除此之外，安静、愉悦的喂养氛围也很重要，此月龄段的宝宝在喂养过程中易受外界的干扰，出现注意力不集中、进食分心等情况，所以，照护人在喂养过程中要选择安静的环境，减少人员的走动、减少大声说话，在喂养过程中也要避免用玩具逗引宝宝，避免使用故事书、手机等方式分散宝宝的注意力。

二十二、6～12月龄宝宝顺应喂养的实施

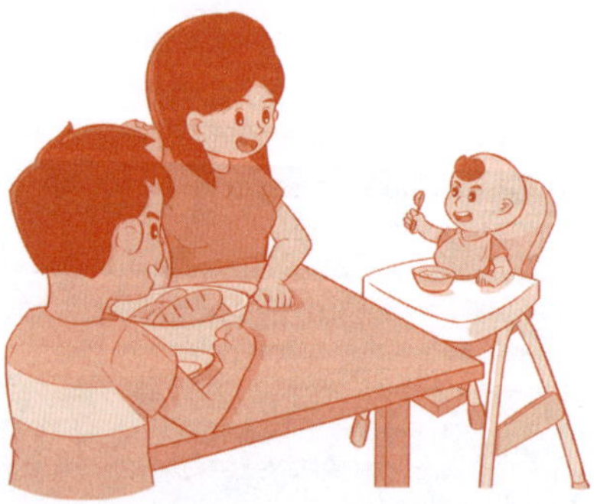

6～12 月龄宝宝可以添加辅食了，照护人要了解 6～12 月龄宝宝的生长发育状况，这样才能更好地实施喂养，与宝宝一起愉快地完成喂养过程。

1. 照护人在喂养前要给宝宝洗手、戴围兜、放餐具和食物等，这些程序化的动作久而久之能够让宝宝知道下面马上要吃饭了，有一个预期的准备和期待。

2. 照护人应将宝宝置于安全、舒适的餐椅上坐好，保证其头部、躯干及双足都有很好的支撑，双手可以自由活动并抓取食物。当宝宝与家人共同进餐时，宝宝餐椅可以放在照护人餐桌的旁边，以帮助和引导宝宝融入家庭进餐的氛围。

3. 当开始进行喂养时，照护人尽量与宝宝保持面对面。面对面的喂养不仅能让照护人与宝宝有充分的眼神交流和语言交流，还可以及时观察到宝宝发出的饥饿和饱足信号。

4. 一切准备就绪后，照护人就要给宝宝喂饭了。照护人要缓慢而有耐心地给宝宝喂食，让宝宝一口一口吃。辅食的制作要符合宝宝的月龄与口腔能力，食物的种类也要多样化。

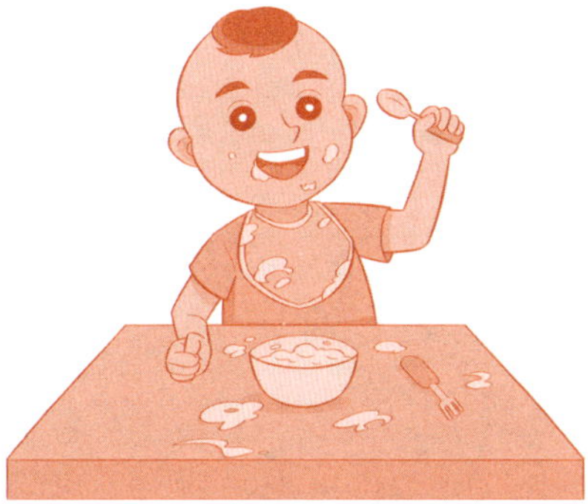

5. 当宝宝月龄大一些的时候，也可以鼓励其自主进食，照护人在旁边可以辅助，但不能强迫其进食。对于6～12月龄的宝宝，可以允许他们在进食过程中造成狼藉，因为这是他们学习自主进食的过程，照护人不要阻止和训斥。

小贴士

容忍与年龄相符的脏乱现象。可以采用带有浅槽的围兜接住掉落的饭菜，或在高脚椅或宝宝餐椅下垫一个垫子；不要每吃一口都用餐巾纸擦嘴，以免引起宝宝不适而反感吃饭。

二十三、如何识别与回应6～12月龄宝宝的饥饿信号

喂养过程中，宝宝和照护人在整个互动过程中都扮演着非常重要的角色。照护人需要

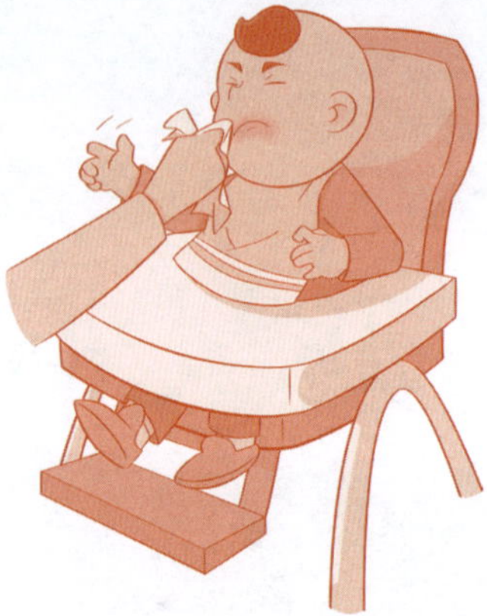

识别和读懂宝宝给出的信号，而宝宝也需要照护人对他发出的信号给予准确的回应来获得满足感。但是，由于宝宝在饥饿或饱足的信号暗示上存在个体差异，照护人对这些信号的理解会受到挑战，尤其是在婴儿时期。6～12月龄段的宝宝出现以下情况时，说明他可能是饿了。

1. 盯着食物看。

2. 表现出哭或烦躁。

3. 等待喂养时间稍长时，会发出咕咕声。

4. 头转向勺或欲抓食物到口。

5. 伸手够或用手指食物。

6. 当给他勺子或食物时，会张开嘴。

7. 看到食物时变得兴奋。

8. 用手势或声音让你知道他仍然饿，想继续进食。

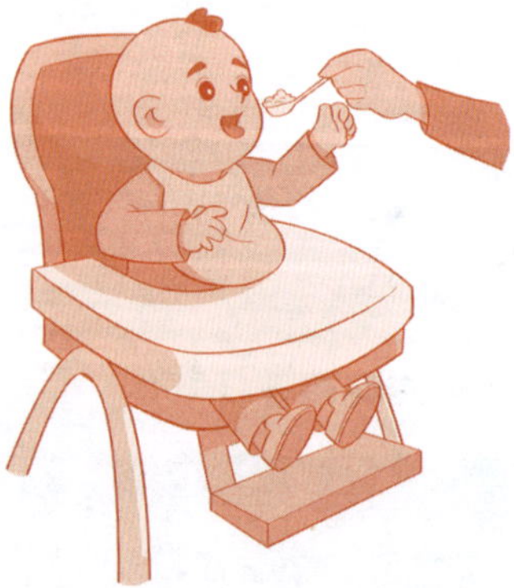

在宝宝过度饥饿、疲劳或哭泣之前，照护人应该提前安排用餐时间并准备好食物。当宝宝出现伸手去抓勺子或食物、指向食物、看见食物很兴奋等行为时，就是饥饿、想吃的信号，照护人应该给予宝宝积极的回应，准备不同品种、质地和口感的食物对宝宝的进食信号作出反应，允许宝宝用手拿起食物自己进食，帮助宝宝掌握进食技巧。

二十四、如何识别与回应6～12月龄宝宝的饱足信号

当宝宝出现进食速度减慢、摇头、推勺子或食物等信号时，照护人要及时识别出这些饱足信号。照护人在喂养时要跟随宝宝的节奏，当他们表现出吃饱的时候就停止喂养，哪怕宝宝只是吃了一点点，哪怕你觉得辛辛苦苦做了半天的辅食浪费了，也不要按照自己的意愿，强迫宝宝继续进食。强迫宝宝进食不仅会破坏宝宝的食欲调节功能，还会引起肥胖，也会给宝宝的情绪带来负面影响，引发喂养的“战争”，造成宝宝的抵触和反感，以至于影响到下一餐。当宝宝出现以下情况时，说明他可能是饱了。

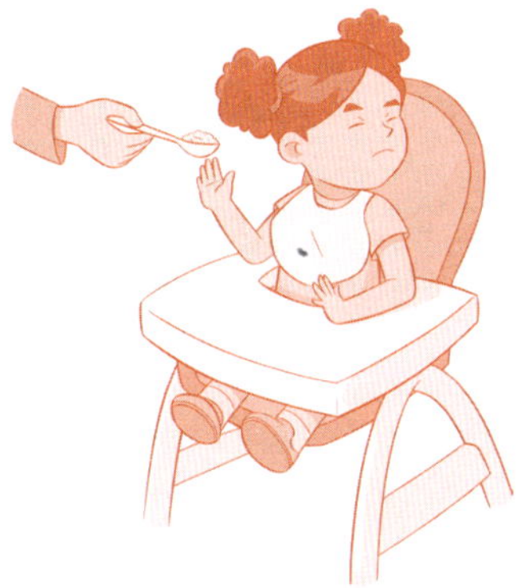

1. 减少或停止吸吮，吐出乳头或奶嘴。

2. 头转向另一侧，不想看食物，分心或注意周围事物。

3. 进食速度减慢。

4. 紧闭嘴、用手推开食物或开始玩勺子、捏食物。

5. 被喂时身体往后躲、皱眉、表情不开心。

6. 会摇头说“不”。

二十五、6～12月龄宝宝进食技能培养

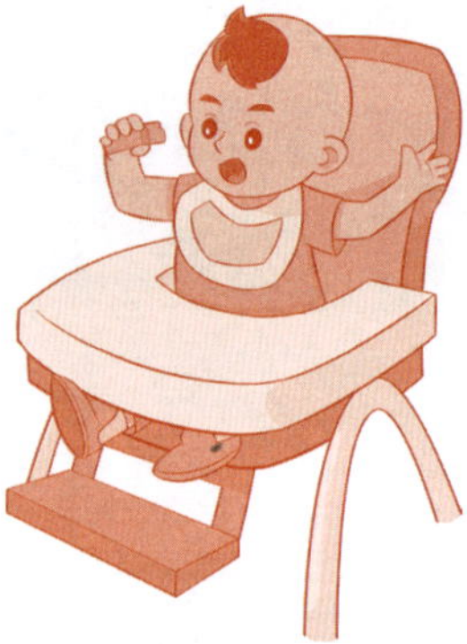

进食是一种社会性活动，家庭的进餐习惯会影响宝宝的进食习惯。从添加辅食开始，宝宝应与家人一起进餐，照护人的进食行为和对食物的反应是宝宝的榜样，宝宝会模仿照护人的进食行为。当宝宝出现眼、手协调动作（如抓物到口）时，就可以开始训练宝宝学习自主进食了。自主进食学习过程不仅有益于宝宝的手、眼、口动作协调，还可培养宝宝独立能力，增强自信心。照护人要允许宝宝尽早参与进食活动，可以让6月龄左右的宝宝自己扶奶瓶喝奶；照护人要为7～9月龄的宝宝准备合适的手抓食物，手拿指状或条状食物吃；照护人要为10～12月龄宝的宝准备一把勺子，让宝宝学习用勺子进食。

小贴士

进食过程中照护人用语言、肢体动作等正面的态度鼓励宝宝尝试自己进食，让宝宝可以用手抓或使用小勺等，增强其对食物的注意力和兴趣，并促进宝宝逐步学会独立进食。

二十六、6～12月龄宝宝喂养的温馨提示

1. 每日摄入的食物种类要多样化 该月龄段的宝宝仍应以奶制品为主要食物，同

时随着添加食物种类的增多，需保证每日摄入一定的谷薯类、蔬菜、水果及动物性食物。照护人应尊重和允许该月龄段宝宝食量的波动，不要强求每天或每次的进食量。对于食量小的宝宝，在安排食物时要兼顾食物能量密度，尽可能让小胃口的宝宝在有限的食量中获得足够能量。

2. 进食餐次的合理安排 建议该月龄段的宝宝每天喝 3～5 次奶，辅食 1～3 餐，逐渐停止夜间喂养。一日三餐时间与家庭进餐大致相同，并在两餐之间与临睡前各安排一次喂养（奶制品或者点心）。

3. 增加宝宝固体食物的稠厚度和粗糙度 照护人在不断增加宝宝食物种类的同时，也应关注增加宝宝固体食物的稠厚度和粗糙度，质地应逐渐加厚、加粗，8 月龄后应以碎末状、颗粒状食物为多，并可尝试小块状的食物。不同质地的食物（包括碎末状、颗粒状、块状等）可帮助宝宝逐步学习吞咽、咀嚼食物。在进餐时应分开进食不同质地食物，如饭、菜分开，避免汤饭，可有效减少幼儿阶段常见的进食问题（如挑食、偏食、长时间把食物包在口中、吞咽纤维食物困难、进餐慢等）。

二十七、1～2岁宝宝喂养环境准备

良好的喂养环境对促进宝宝的身体健康和心理发育非常重要。为 1～2 岁宝宝创造舒适的喂养环境，要做到以下几点。

1. 选择舒适的宝宝餐椅，让宝宝坐在餐椅里，和家人一起围绕着餐桌坐。

2. 进餐环境安静、放松，周围避免放置干扰宝宝进食的物品，比如手机、平板电脑、玩具、书籍等。

3. 喂食的过程中避免看书、讲故事、看电视、玩玩具等。

4. 宝宝的面前摆放着他们自己专用的餐碗和餐勺，选择卫生、安全、环保且不易碎的餐具供宝宝自主使用。

二十八、1～2岁宝宝顺应喂养的实施

相对 1 岁以前的宝宝来说，1～2 岁宝宝的胃肠道功能成熟些了，是从以乳类为主食逐渐向以谷类食物为主过渡的重要时期。这个阶段更是喂养道路的重要十字路口。照护人在顺应喂养实施中，需要知晓以下几点。

1. 进食的时间 建立规律的喂养时间，一日三餐，并在早餐和午餐、午餐和晚餐之间，或者临睡前，各安排一次奶制品。

2. 进食环境的设置 喂养前给宝宝洗手、戴围兜、放餐具和食物等。将宝宝置于安全、舒适的餐椅上坐好，与照护人一同进餐。

3. 食物的品种 照护人既要提供营养丰富的食物，又要保证食物品种的多样化，为宝宝的生长发育提供充足的能量和优质蛋白。

4. 餐具的提供 要选择环保、卫生、安全的餐具，供宝宝进行自主进食技能的培养。

5. 让宝宝了解进餐时的权利 这个年龄段是培养良好饮食行为和习惯的关键时期，要让宝宝逐渐明白自己在进食过程中可以决定哪些事情而又有哪些事情得依从照护人的安排。当然照护人首先得明白自己的权利是什么，也要让宝宝享受他自己的权利。

小贴士

宝宝的权利

1. 宝宝可以自己决定这次餐是吃还是不吃。

2. 宝宝可以决定吃哪些食物（一种或其中几种或所有）。

3. 宝宝可以决定自己吃多少。

4. 宝宝可以决定自己想怎样吃，是用手抓还是用勺子等餐具。

照护人的权利

照护人要明确自己在喂养过程中的职责，并遵循3W原则（when、where、what）进行引导，照护人要明白在宝宝进食过程中自己只决定以下几点。

1. 每餐进食的时间（when）。

2. 进食的地点及进食环境的设置（where）。

3. 食物品种和餐具的提供（what）。

二十九、如何识别1～2岁宝宝饥饿与饱足信号

1～2岁宝宝的神经系统发育迅速，语言、动作能力和情绪行为发展都有了较大的进步。这个年龄段的宝宝已经会通过手势、动作来表达自己在进食过程中的需求，有些语言表达能力好的宝宝也会用单词或句子来表达自己的进食需求，明确的喂养信号更加便于照护人对宝宝饥饿、饱腹信号的识别。

1. 饥饿信号 当宝宝饿的时候，他就会盯着食物看，会通过手的指认告诉照护人他想吃什么，也会自己直接伸手去抓食物。

2. 饱足信号 当出现饱腹感的时候，宝宝会减慢进食的速度，开始出现注意力不集中、捏食物、玩食物、玩勺子的现象，也会通过摇手、摇头、闭嘴行为告诉照护人不想继续进食。

所以，照护人要对宝宝在进食过程中的信号作出正确回应，及时给予健康营养的食物，避免强迫喂养、过度喂养等不良的喂养行为。

三十、1～2岁宝宝进食技能的培养

1～2 岁宝宝进食技能的培养有赖于神经心理发育成熟及行为学习过程。只有具备良好进食技能的宝宝才能获得足够的营养来满足理想的生长发育。大运动发育水平、精细动作、口腔运动、练习的机会等因素都会影响宝宝进食技能的获得。所以，照护人在培养 1～2 岁宝宝进食技能之前，首先要结合该年龄段宝宝的发育水平来综合考虑。1～2 岁宝宝与进食相关的发育水平可以参考以下几个方面。

1. 大运动方面 1～2 岁的宝宝能够自己爬上餐凳再转身坐下，自己独坐在餐桌旁边的凳子上，也可以弯腰拾起掉落在地上的食物等物体，还具备独走、跑、跳、倒着走等大运动能力。

2. 精细动作方面 1～2 岁的宝宝可以学习自己用勺子进食，所以，照护人可以从 1 岁左右就开始为宝宝选用适合的勺子，让宝宝开始锻炼自己挖食物吃，可能刚开始食物洒落得比较多，但是随着技能的不断强化，1.5 岁左右的宝宝就可以自己独立进食了。

3. 口腔运动方面 12～18 月龄的宝宝可以咀嚼一些捣碎、磨碎、切碎的食物（包括软肉块），可以利用舌头很好地将口中的食物从一边移到另一边咀嚼。

三十一、1～2岁宝宝喂养的温馨提示

1. 提倡顺应喂养，不要强迫喂养 1～2 岁宝宝有时食欲波动很大，作为照护人不要强迫宝宝吃下所有食物或吃完碗里的食物，在制作膳食时要考虑到保证食物多样化（包括谷薯类、蔬菜、水果、动物性食物等），也要结合宝宝自己的食量来准备。

2. 家庭喂养态度的一致性 家庭喂养态度的一致性关系到宝宝是否能够理解和贯彻进餐规则的执行，如果不同的照护人在进餐过程中对待宝宝不良进食行为的态度明显不一致，则宝宝很可能无法理解究竟哪些是应该被鼓励和坚持的行为，哪些是不应该有的行为，从而在进餐时情绪不佳，甚至出现越来越多的不良进食行为以试探照护人的态度。

3. 接受宝宝自主独立的表现 这个年龄段的宝宝在餐桌上的表现各异，既能自己把食物吃掉，也常常会玩弄食物，他们会使出各种各样的花样来反抗照护人的喂养。作为照护人需要认识到每一次喂养过程都是为宝宝提供享受进食和培养独立性的机会，照护人既要引导宝宝逐渐习得进食技能和养成良好的进食习惯，也要接受宝宝自主独立的表现，允许他们决定属于自己的权利。

三十二、2～3岁宝宝喂养环境的准备

2～3 岁宝宝喂养环境的设置原则基本与 1～2 岁相同。随着 2～3 岁宝宝认知能力的迅速发展，控制行为能力的增强，情绪的日益丰富，该年龄段宝宝的喂养环境要更加强调喂养的氛围。照护人要学会创造轻松愉悦的进食氛围，避免在进食过程中发生家庭争论，也不要在餐桌上训斥、批评宝宝。该年龄段的进食过程是宝宝早期发展和学习的过程，也是照护人和宝宝亲子沟通的好时光。当宝宝与家人共同进餐、互动交流时，会在良好的互动过程中学习进食技能、餐桌礼仪、尊重他人、分享等。良好的喂养互动与交流不仅能够

带来健康的营养提供，还能够促进宝宝的身心发育。

家庭用餐时光可以教会宝宝许多东西，例如宝宝可以意识到饥饿和饱腹的信号，学会感恩食物准备过程中的劳动，享受大家一起吃饭的喜悦，分享对食物味道的想法等，这些愉悦的进食过程都会让宝宝终身铭记。反之，充满斥责、争吵、愤怒、催促的进餐氛围会给宝宝很大的压力，让他们对吃饭这件事情充满恐惧与痛苦。

小贴士

早期建立轻松愉悦的进食氛围，可以避免宝宝不良的体验与压力，一起吃饭的时光会成为一个家庭重要的沟通时间，让彼此都感受到关爱。

三十三、2～3岁宝宝顺应喂养的实施

2～3 岁的宝宝开始有了自我意识，把自己作为主体来认识，比如称呼自己的名字变成“我”，并逐渐出现自我评价，想建立自我形象。因此，这个年龄段的宝宝会表现出对自主性、独立性的强烈要求。他们强烈要求自己来完成一些事情，但又会表现出能力的不足，还没有达到完全独立的程度，照护人往往会不放手，帮忙太多。当他们想独立行动的意愿受到照护人的限制时，由于缺乏语言表述能力和自我控制能力，此时宝宝会以发脾气、哭闹等方式来对抗限制。所以，照护人要正确认识到该年龄段宝宝的特点，以正确的方式喂养，以下是几点重要的提示。

1. 照护人依然要明白自己在喂养过程中的角色与职责，与 1～2 岁宝宝的喂养相同，依然要分清楚照护人的职责和宝宝享有的权利，彼此权责分明，不要越界。

2. 2～3 岁宝宝活动量增多，生长发育仍较快，需要摄入营养丰富的食物才能保证充足的能量和优质蛋白。食物的结构与成人相近，照护人在食物的准备过程中一定要注意食物种类的多样化。烹调方式也逐渐向成人饮食过渡，但由于宝宝此时的咀嚼能力尚差，消化、吸收能力弱，不宜给予粗硬、油炸食品，也不宜给予火腿肠、腊肉、香肠等食物。

3. 在喂养过程中，照护人要收起所有会干扰宝宝进食的物品，比如玩具、故事书、手机，关掉电视机，这样才能避免分散注意力。喂养过程中要保持耐心，鼓励、引导宝宝自主进食，不要强迫进食。

4. 控制每餐的进食时间在 30 分钟以内，不要因为担心宝宝吃不饱就没有时间约束地纵容宝宝，这样只会让宝宝觉得进食是没有时间规定的，可以边吃、边玩、边拖延时间。

5. 选择适当的时机结束进食。当宝宝自己觉得吃饱了或者到了进餐结束的时间，照护人应该拿走宝宝的餐具，要让宝宝明白一顿饭是有结束时间的，从而学会珍惜美好的进食时光和食物。

小贴士

如果宝宝因为拒绝食物而受到的关注比进食受到的关注更多，那么宝宝可能会为了得到关注而吃得更少。

三十四、如何识别2～3岁宝宝饥饿与饱足信号

到了 2～3 岁这个年龄段，宝宝的语言表达能力发展了。除了少部分宝宝有些时候还会使用肢体语言表达自己的需求，绝大多数宝宝可以很准确地用语言来表达自己的饥

饿与饱足等信号，比如“饿了”“饱了”“要吃”“不要吃”等。所以，照护人可以相对轻松地判断出宝宝的饱足信号以及对食物的喜欢和厌恶、接受与拒绝，并予以相应信号积极、恰当地回应或鼓励。在日常喂养过程中，要帮助宝宝用语言来表达自己对饥饿或饱足的内在感受，发展其自我控制饥饿或饱足的能力，允许他们在吃饱后离开餐桌，用恰当的方式引导宝宝，让他们成功参与家庭进餐活动。

三十五、2～3岁宝宝进食技能的培养

在宝宝两三岁的时候，他们不仅具备了进一步成熟的运动、语言、认知能力，也开始变得独立，想自己亲手尝试所有东西。例如他们想尝试成人的食物，因为该年龄段宝宝随着吞咽功能发育成熟，嘴唇可以控制口腔内的食物，并能咀嚼粗厚的食物，所以依据宝宝口腔功能的发育特点，照护人要及时地改变食物的性状、硬度来满足宝宝的咀嚼和吞咽。这个年龄段的宝宝也开始会对自己和他人的情绪具有意识。他们想建立自我形象，想自己学会用餐巾纸擦拭手和嘴，自己用杯子喝水、用碗喝汤，自己使用餐具进食、自己给自己倒水等独立自主行为。只要在照护人的看管下，这些能力经过多次锻炼都是可以达到的。只有照护人放手让宝宝去尝试，才能提高他们的动手能力和自理能力，增强他们的自信心，使他们保持对进食的兴趣，宝宝才能获得长期营养，促进其更好地生长发育。

三十六、2～3岁宝宝喂养的温馨提示

1. 对于有食物偏好宝宝的回应方式 一方面，照护人可以控制偏好食物的供给量，同时提供其他多种健康食物以保证宝宝营养均衡，但无须为了让宝宝接受其他食物而完全停止其喜欢食物的供应；另一方面，照护人也不要因为宝宝喜欢而只提供他偏好的食物，这样

易形成宝宝偏食挑食的习惯。对于宝宝不喜欢的食物，照护人应增加食物暴露的机会和呈现的次数，通过自己进食或改变烹饪方法来鼓励宝宝进行尝试，比如宝宝不喜欢吃青菜，可以将少许青菜混入肉糜中尝试，逐渐减少肉糜量，增加青菜量，帮助宝宝逐渐接受青菜。

2. 培养家庭餐桌礼仪 照护人要以身作则，给宝宝树立良好的进食行为规范。进食时间是一段美好而愉快的时光，餐桌上的礼仪更多是要靠宝宝自己去经历与体验，在此过程中不断模仿、学习，而不是通过照护人的批评教育培养出来的。

3. 尊重与接纳宝宝的进食意愿 在进食过程中，照护人要接纳宝宝在进食过程中的选择和符合该年龄的行为表现，千万不要把进餐时间和说教、惩罚等联系在一起。宽松愉悦的进餐氛围可以让宝宝更有意愿与动力去模仿大人的餐桌礼仪，帮助宝宝学会文明进餐。

三十七、托育机构喂养环境的创设

不管是家庭喂养还是托育机构中的喂养，都需要强调顺应喂养的重要性。特别是在托育机构中，照护人往往一人要照看多名宝宝进食，所以对照护人的要求更高，不仅需要高度的责任心、耐心和爱心，还需要具备良好的喂养技能，才能为宝宝们创造愉悦、优质的喂养环境。创设良好的喂养环境是第一步，也是至关重要的一步。在托育机构中，喂养环境的创设要把握以下几点。

1. 就餐区的位置 就餐区要确保空气流通，光线充足，不遮挡照护人的视线，方便照护人观察到每个宝宝的进餐过程。就餐区的桌椅要远离游戏区，防止宝宝在进食过程中分散注意力。为了保证就餐区的卫生整洁，就餐区的位置也要远离宝宝的洗漱间，防止交叉感染。

2. 餐桌 提倡使用低矮的桌椅，这样宝宝可以自己坐在椅子上，对于那些不能单独坐儿童椅的宝宝来说，可以安排宝宝椅。宝宝自己坐餐椅就餐，可以培养他们的独立性。

3. 餐具 餐具的选择，首先最重要的是确保材料安全无毒；其次选择不易脆化、耐摔、经得起磕碰、在摩擦过程中不易起毛边的餐具。餐具的选择还要体现宝宝使用的特点，要使用方便、设计人性化，多为圆形，防刮伤，防渗漏，保持干净。最后，托幼机构要选择利于增强宝宝进食兴趣、色彩鲜艳（可以刺激宝宝视觉器官）的卡通餐具。

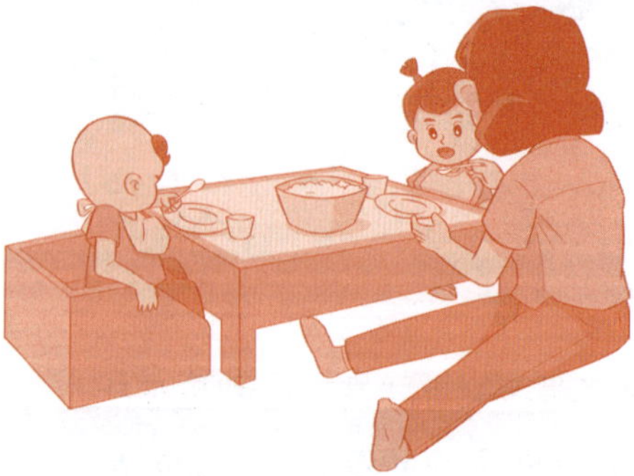

4. 照护人的位置 进餐过程中，照护人的位置十分关键。他们要随时能够关注到每个宝宝的进餐情况，防止宝宝在进餐过程中发生误吸、呛咳等意外。当然，除了安全问题要时刻关注外，照护人也要观察托幼机构中每个宝宝的进餐信号与需求，这样才能给宝宝最快、最准确的回应。让宝宝即使离开家庭照护人，在托幼机构中也能感受到其他照护人的爱与关心，为他们情绪、情感的培养增砖添瓦。

小贴士

如果宝宝在就餐时离开餐桌去玩耍，那么照护人就要花费一定的时间来训练他们在就餐的时候坐在餐桌前的习惯与礼仪。

三十八、托育机构顺应喂养的实施

营养是保证婴幼儿生长发育和身心健康的重要因素，良好的营养可促进其体格生长和智力发育，而营养不良则可导致生长迟缓、体重不增等营养性疾病。因此，托育机构实施顺应喂养不仅要满足婴幼儿对营养素的生理需求，促进其体格生长，而且也为婴幼儿心理发育提供了早期学习的机会。托育机构的照护人要了解并掌握以下几点。

1. 信号的观察与思考 2～3 岁的宝宝进食表现大不相同，有的宝宝吃得又快又多，有的宝宝吃两口就不愿意吃了。所以，照护人平时要观察和了解宝宝不同的进食特点，针对不同特点的宝宝实施相应的喂养方式或措施。

2. 信号的回应与处理 当照护人了解每个宝宝的进食特点后，要对宝宝在进食上的需求给予恰当的回应。比如对于超重、肥胖的宝宝要及时识别他们的饱足信号，控制他们的进食速度，喂养过程中实时提醒宝宝是否吃饱了，让他们充分感受到饱足感来控制进食量。而对于消瘦、食欲不好的宝宝，照护人可以安排他们协助餐前、餐后的准备，也可以通过带他们去买菜、动手择菜等活动增强他们对食物的兴趣和认知。

3. 良好的互动关系与培养 如果照护人要顺利完成喂养任务，培养宝宝良好的饮食习惯，就要先和宝宝建立起良好的关系。平时的照护过程中，照护人要学会观察不同宝宝的需求，了解他们的能力水平和不同的气质特点，恰当地回应宝宝，在大量的互动中积累亲密感，才能使喂养过程从以任务为导向转变成以关系为基础。

第四章

让宝宝自然入睡

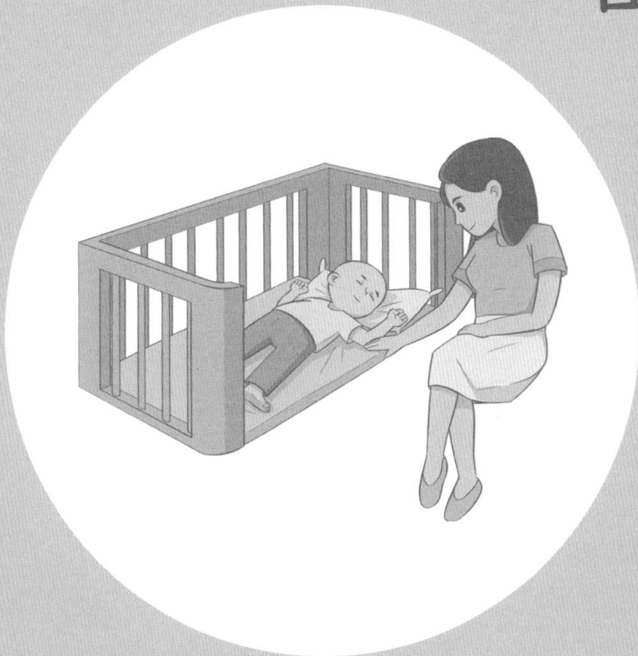

一、良好的睡眠对宝宝健康的重要意义

睡眠是婴幼儿非常重要的生活内容之一，新生儿一天有 2/3 的时间在睡眠中度过，婴儿有一半多的时间在睡眠中度过。睡眠除了帮助婴幼儿恢复体力外，对婴幼儿体格生长也发挥着重要作用。比如，对宝宝生长发育起关键作用的生长激素，它的分泌量具有不平衡性，睡眠时明显高于清醒时。如果宝宝的睡眠受到干扰或存在睡眠问题，宝宝的生长发育就必然受到影响。充足的睡眠还有助于加强大脑神经细胞之间的联系，从而有利于宝宝将学习到的本领从短时记忆转化为长时、稳定的记忆，增强学习记忆能力，促进认知发展。

研究还发现，睡眠与情绪行为相关联。试想一下，作为成年人的我们，如果睡眠被剥夺，我们会是怎样的状态？可能你的思考力和行动力都会下降，人变得迟缓，想躺着一动不动，什么也不干。但是当宝宝们累了，困了，他们可能还不会表达出他们的感受，甚至有时，他们意识不到自己累了，该睡觉了。相反，他们的身体会变得更加紧张，如果得不到充分的休息，情绪变得更加亢奋，甚至爱发脾气，冲动，很难安抚。这就提醒我们一旦出现睡眠问题，宝宝容易出现多动、易怒等一系列行为表现。

良好的睡眠可以让宝宝获得良好的休息，除此之外，良好的睡眠还可以增强宝宝的免疫力，减少成年后发生肥胖、高血压等疾病的概率。如果宝宝睡眠好，同时家长也可以获得充足的休息，有利于建立良好的亲子关系，从而体会育儿的快乐。

二、如何创设适宜的睡眠环境

睡眠环境是保证宝宝能够进行良好睡眠的外部条件，适宜的睡眠环境，是健康睡眠的重要保障。创设适宜的睡眠环境可以从以下几方面着手。

1. 温度 卧室应保持空气清新，温度适宜，室内温度保持在20～25℃。根据季节，合理使用空调调节室温。使用空调或风扇时，注意调整风向，避免让风直接吹在宝宝身上。

2. 湿度 让人体在睡眠时感觉最舒适的湿度是50%～60%。卧室空气如果过于干燥，宝宝的鼻腔容易变干、堵塞。在湿度过大的季节里，尤其是南方地区，开空调时可打开除湿功能。

3. 光线 白天小睡时，不必过度遮蔽光线，照护人可以选用不完全遮光的窗帘进行遮光，而夜晚睡后需熄灯。如需夜灯，可以准备功率＜4W的小夜灯，安置在床的水平面之下。

4. 声音 婴儿床安置在房间内偏安静的一侧。白天小睡时，照护人可以像平时一样进行正常日常活动，让宝宝适应白天略显嘈杂的睡眠环境。晚上睡觉时，照护人尽可能保持安静，减少噪声。

5. 颜色 宝宝房间的墙壁可以采用米白色或者温暖的色系，四面墙壁以及天花板可以采用互补的颜色，确保整体的美观。

6. 独立的睡眠区 在卧室的区域内设置一块专门属于宝宝睡觉的地方。睡眠区不要摆放任何玩具或其他任何能够引起宝宝兴趣的物品。

三、帮助宝宝自然入睡的方法

“自然入睡”就是宝宝在没有外界干扰的情况下，不用借助任何辅助手段（如照护人抱、拍、摇晃、喂奶等），自行进入睡眠状态。那么如何做才能让宝宝养成“自然入睡”的习惯呢？

1. 学会识别宝宝睡眠信号 当宝宝出现烦躁、抓耳朵、揉眼睛、打哈欠、哼哼唧唧等情况时（每个宝宝的睡眠信号可能不一样，需要照护人仔细观察），就需要把宝宝放到床上。如果宝宝已经开始哭闹，往往已经过了最佳、最易哄睡的时机。

2. 建立固定、有序的睡前仪式 比如洗澡，抚触，柔和、低沉地唱儿歌等，避免刺激性或剧烈活动，整体时间不应超过 30 分钟。每天坚持，宝宝逐渐会明白做完睡前仪式后就该睡觉了。

3. 安抚宝宝，保持平稳情绪 安抚宝宝的目的是让宝宝能够安静下来，而不是把宝

小贴士

养成自然入睡的好习惯，可以有效预防睡眠问题。

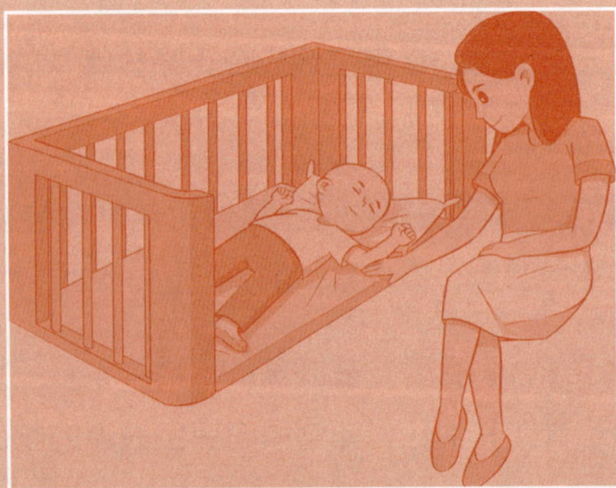

宝哄睡着。在宝宝欲睡还醒时将其放到床上，入睡的过程应当靠宝宝自己完成。

4. 规律作息 每日规律的作息能够给宝宝带来安全感，同时促进宝宝养成自身的作息规律，这样的话照护人就可以提前预知宝宝的睡眠时间，从而提前将宝宝放上床。

四、0～3月龄宝宝睡眠安抚技巧

在这个阶段，宝宝大部分时间在睡觉，尤其是新生儿，没有白天和晚上的概念。在宝宝饿的时候，就给予喂养；在宝宝需要睡眠的时候，就安抚他们。可采取以下安抚方式。

1. 当宝宝出现打哈欠、烦躁、皱眉头、发脾气、对人和玩具都失去兴趣等睡眠信号时，就是提示宝宝想睡觉了。可以把宝宝抱在怀里，轻轻摇晃，直到他们平静下来。

2. 轻轻地把宝宝放在他们的婴儿床上（仰卧位）。

3. 如果宝宝被放在婴儿床上时仍然哭闹或烦躁不安时，可以尝试采取以下方式。

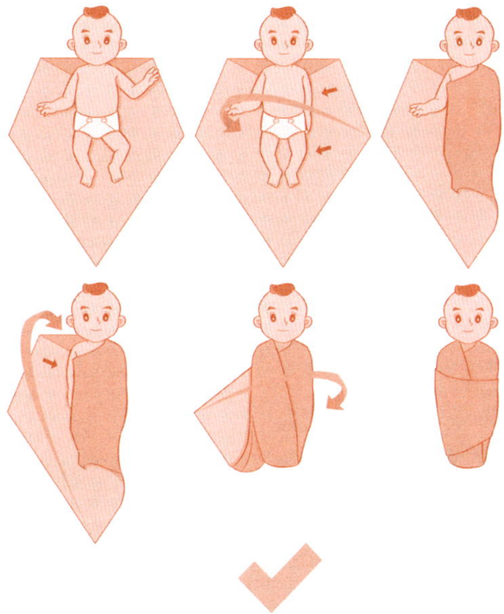

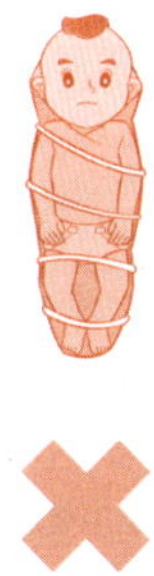

★ **包裹法：**可以参照以下方式，需要注意包裹时应该把手包住，腿、脚依然可以自如活动，切

勿使用传统的“蜡烛包”束缚宝宝的身体。

★ **有节奏地摇晃**：任何形式柔和且有节奏的运动，比如摇篮式抱姿左右摇晃。

★ **按摩、轻抚**：可选择背部、手臂、臀部、大腿等部位。

★ **白噪声**：比如风吹过树叶发出的“沙沙”声，又或吹风机、吸尘器、洗衣机发出的声音，这些白噪声因为和宝宝在子宫内时的环境音相接近，属于他们熟悉的声音，对部分宝宝有安抚作用。

以上方法可单独使用，或同时运用。

在出生后的前 4 周内，宝宝的 24 小时昼夜节律正在形成。4 周后，他们晚上会睡得更多。可以通过以下方式帮助宝宝建立昼夜节律。

★ 白天给予室内、外自然光线。

★ 固定的睡觉时间。

★ 晚上睡觉前把灯光调暗。

★ 避免在夜间使用产生蓝光的物品，如手机、平板电脑、电视机及游戏机等。

小贴士

0～3 月龄宝宝推荐每日睡眠时间 13～18 小时。

★ 白天在宝宝清醒时，要多给些拥抱、抚触、逗玩，但是晚上睡觉前减少与宝宝说话和互动的时间，夜间喂奶和换尿布时保持安静。

五、4～6月龄宝宝睡眠安抚技巧

从 3～5 个月起，宝宝睡眠逐渐规律，变为“晚上主要睡觉，白天主要活动”的状态，每天小睡的次数由新生儿期 10 余次减少至 3 次，上午睡 1～2 小时，下午睡 2～3 小时。到 6 个月时，最长的夜间连续睡眠时间可长达 6 小时，部分宝宝在 6 月龄时，可以在夜里不间断睡大约 10 小时（期间不喂食）。采用恰当的安抚方式，可以为规律作息的建立提供积极的帮助。

1. 观察并回应宝宝给出的睡眠信号。

2. 常规睡前准备（如包裹、讲故事、拥抱）结束后，轻轻地把宝宝放在他们的小床上，仍采用仰卧位放置。

3. 如果宝宝开始哭泣，试着用以下任何一种方式让他们放松。

★ 发出温柔的“嘘”声。

★ 温柔地、有节奏地拍宝宝大腿、肩膀、腹部或床垫。

★ 用安慰的语调，轻声地跟他交谈（如“宝宝乖，该睡觉了”）。

★ 温柔的触碰或抚摸宝宝头部、手臂或腿。

★ 轻柔、有节奏地摇床。

小贴士

- 4～11 月龄宝宝推荐每日睡眠时间 12～16 小时。
- 从 3～5 个月起，宜固定晚间睡觉时间，一般不晚于 21：00。

六、如何应对宝宝频繁夜醒

宝宝频繁夜醒是令很多照护人感到头痛的问题。其实在出生后 4～6 个月，宝宝尚不具备一觉睡到天亮的能力，每天晚上要醒来 2次或3 次，到了 1 岁仍有 30% 的宝宝有夜醒，这是睡眠发展进程的正常表现。如果宝宝夜醒后，可通过自我安抚独自入睡，并不会对照护人造成困扰；如果需要他人的干预、帮助才能再次入睡，则需要仔细分析原因，有针对性地进行处理。

1. 如果宝宝入睡时需依赖外界条件或照护人的帮助（如抱睡、拍睡和奶睡等），夜醒后则同样需要寻求外界条件或照护人的帮助才能再次入睡，如不能满足，则导致频繁或长时间夜醒。

2. 照护人对宝宝入睡前的一些行为无法限制或者限制不足（如宝宝提出在床上讲一个又一个故事，或在床上一会儿要玩玩具，一会儿要喝水，一会儿要上厕所等），也会导致宝宝夜间醒来。

3. 躯体疾病、作息不规律、环境因素、睡前吃太多 / 吃不够、营养元素缺乏等同样会出现夜醒问题。

作为照护人，需要寻找原因，消除不良因素，来应对宝宝频繁夜醒。

★ 由专业医护人员排除躯体疾病、营养元素缺乏等因素。

★ 睡前活动安排好后，在宝宝有困意但是还清醒的状态下，将其放在床上，戒掉抱睡、拍睡和奶睡等习惯，让宝宝学会独立入睡。

★ 在宝宝近期无躯体疾病、发育正常情况下，可尝试以下睡眠行为管理方法：夜间醒来后家长不要急于应答，一般可以在第 1 晚第 1 次等 5 分钟，第 2 次等 10 分钟，第 3 次等 15 分钟，然后每晚延长一点儿等待时间，之后可以给予宝宝一些安抚，但从最简单、最容易操作的安抚开始，安抚时间不超过 2 分钟。

当然，采取何种方法改善宝宝的夜醒问题，需要结合宝宝自身的气质特点、照护人的期望和耐受度、家庭的养育环境特点来综合考虑决定，实施方法的选择切忌生搬硬套。

七、7～12月龄宝宝睡眠安抚技巧

随着宝宝逐渐长大，会出现身体和心理上的一些变化，这些变化也在无形之中影响着他的睡眠，例如爬、坐、分离焦虑以及出牙期等，会让宝宝出现睡不踏实、夜醒次数增多、看不见妈妈就焦躁、难以入睡等问题。所以，在这个时期，除了要找到适合宝宝的安抚方式外，还要让宝宝发现自己喜欢的入睡方式。

1. 常规睡前准备（如口腔护理、洗澡、讲故事）结束后，轻轻地把宝宝放在小床上（仰卧位）。

2. 在房间里待上几分钟，如果宝宝保持安静，就可以离开房间。

3. 如果宝宝变得焦躁不安，采取"嘘"声法、有节奏的拍打、抚摸，直到他平静下来。

坚持让宝宝独自睡眠。

4. 当宝宝睡醒后，要及时穿衣起床，不能久待在床上玩儿。

5. 有分离焦虑的宝宝，还可以采取下面的措施。

★ **充分利用和宝宝在一起的时间：** 全心全意地关注他，和他一起玩耍、交流，积极地回应宝宝的需求，帮助宝宝建立安全感。

★ **玩小游戏：** 可经常和宝宝玩“不见了”的游戏，如“躲猫猫”，或捉迷藏（宝宝坐在床上，妈妈躲到门后，把头探出来让宝宝看到，问“妈妈在哪儿？”藏起身体让他看不到，一会儿再现身告诉宝宝“妈妈在这儿呢，妈妈不是不见了，是藏起来了”）等游戏。通过这些游戏方式，让宝宝知道你只是短暂离开，迟早还会回来的，并没有抛弃他。

★ **循序渐进：** 在宝宝情绪稳定时，可有意识创造与宝宝适当分离的机会，让宝宝学会单独玩儿，照护人开始让宝宝看得到，过一会儿再让宝宝看不到，看不到的时间由短到长。刚开始训练时，照护人起身离开时要及时向宝宝说明自己的动向，如：“妈妈去帮你拿玩具，一会儿就回来。”让宝宝渐渐可以接受短暂的分离。

小贴士

如果需要换照护人，可以让接替者提前和孩子的父母一起参与照护，让其了解孩子的生活习惯，包括睡眠习惯。

八、1～2岁宝宝睡眠安抚技巧

幼儿期的宝宝可逐渐从婴儿床过渡到小床，有条件的家庭可以开始尝试让宝宝单独在一个房间睡觉。当然大多数宝宝不能一下子完全适应单独房间睡眠，需要逐步完成，可以这样做。

1. 轻轻地把宝宝放到床上，妈妈可以坐在床边或一起躺在床上。起初，宝宝可能更喜欢身体接触，比如牵着妈妈的手。

2. 让宝宝放心，安心躺在床上，告诉他妈妈会一直待到他睡着才离开。妈妈可以待在床头，或坐在旁边的椅子上。

3. 避免讨论和回应诸如“想喝一杯水”或“再讲另一个故事”之类的要求。

4. 在接下来的几天和/或几周里，逐渐拉远宝宝和妈妈之间的距离。最终，妈妈可以走出房间。

5. 如果宝宝下了床，冷静地把他送回到床上，用坚定又平和的语气提醒他“该睡觉了”。

6. 应对宝宝入睡抗拒或入睡拖延的问题。这类问题主要是由于平时照护人对宝宝就寝行为缺乏足够的限制所造成的。

照护人要制订清晰明确的就寝规则，并且和宝宝一起遵守，上床熄灯后避免与宝宝互动，并强调“现在是睡觉时间”。

★ 让宝宝明白床和卧室是用来睡觉的，不是用来游戏、打闹或进食的地方，尽量减少或避免清醒时在床上活动。

★ 适当推迟上床就寝时间，使宝宝能够在 20 分钟内睡着。一旦能够保持两天，可再提前 15 分钟上床就寝，但要注意白天起床时间要固定，一般不晚于 07：30，且白天除了常规的午睡外，不再增加小睡时间。

小贴士

- 1～2 岁宝宝推荐每日睡眠时间 11～14 小时。
- 不要让孩子白天过度疲劳，白天休息好，晚间才能睡得好。

九、2～3岁宝宝睡眠安抚技巧

这个年龄段的宝宝个性开始发展，自我意识逐渐增强，往往会表现出反抗、不合作，想做自己想要干的事情。在睡眠上会出现一些问题，如晚上本该上床睡觉的时间或夜醒后，宝宝会爬下自己的床去寻找父母。遇到此类问题可采用以下解决方法。

1. 记录宝宝睡眠相关信息：晚间何时睡着？何时夜醒？下床的次数？哭闹持续的时间有多长？

2. 观察目前宝宝的作息时间是否合理：这个年龄段建议睡眠时间为 10～13 小时，其中夜间睡眠为 10～11 小时，午睡 1～2 小时，或者不睡午觉。试着将睡觉时间和午睡时间规律化，同时保持这一规律。

3. 跟宝宝明确就寝规则，强调“现在是睡觉时间”，不轻易妥协。

4. 如果宝宝来到父母房间或爬到床上，不训斥，不打骂，安静地把他带回自己的房间（前几天可能会比较频繁）。

5. 不吝啬给予鼓励和赞赏：如果宝宝逐渐配合、下床次数减少，无论进步多少，父母要给予鼓励和赞赏，如夸奖、拥抱等。

小贴士

- 明确卧室和床是用来睡觉的，避免进行剧烈、刺激的活动。
- 如果宝宝在夜间醒来，应该尽量避免与他们过多互动。

十、安抚宝宝的注意事项

睡眠是一种复杂的生理和行为过程，儿童睡眠的发育需要经历一个渐进的过程，就像宝宝发展走路和说话的能力一样，同样遵循一个正常的发育过程。每一个宝宝都是独一无二的个体，没有一种安抚方式适用于所有的宝宝，这就需要家长留心观察，多尝试才能找到适合自己宝宝和家庭的安抚方式。家长安抚过程中需要注意以下几方面。

1. 1 岁前采取仰卧位睡姿睡觉，尽量不要俯卧或侧卧，睡觉时不遮头、不遮脸。

2. 让宝宝在出生前后处于无烟环境中，提供安全的睡眠环境。

3. 在宝宝出生后 6～12 个月内，与父母同住一间房，让宝宝睡在安全的地方。

4. 尽可能用母乳喂养孩子。

5. 小睡或就寝时可以使用奶嘴，但宝宝学会吃母乳前不要使用奶嘴。不将奶嘴固定在宝宝身上或绑在物体上，12～18 月龄可停止使用奶嘴，随宝宝年龄增长，采用其他安慰物（如玩偶）自然替代奶嘴。

6. 在最初的12个月内，宝宝将至少每晚醒来1～3次，可能需要照护人的帮助才能重新安静下来。

7. 一些正在蹒跚学步的宝宝会在睡眠过程中出现一些躯体活动，如大叫、翻滚，眼睛可睁可闭，看上去激动、不安，但没有惊恐的表情。遇到这种情况，照护人不必试图叫醒宝宝。

8. 当宝宝身高超过他的小床时（当宝宝的肩膀比小床护栏高，或者宝宝能爬出来的时候），就到了过渡到床上睡的时候了。

9. 2～3岁宝宝发生睡眠问题通常与病理因素相关，如打鼾、鼻塞、喉咙不适等，如发现有这样的问题，建议及时去看医生。

十一、哄宝宝睡觉常犯的错误

哄宝宝入睡的方法固然有多种，照护人在决定选取具体的方法时，既要考虑宝宝的气质类型、家庭的养育环境，同时也需要避免一些错误的哄睡方法。不正确的哄睡不仅不利于宝宝形成良好的睡眠习惯，甚至会对宝宝的健康构成威胁。

1. 面对宝宝的哭闹不安，照护人有时会失去耐心，加上哄睡失败带来的挫败感，有可能采取以下危险动作试图使宝宝安静下来。

★ 双手抓握在宝宝腋下，前后来回晃动。

★ 用力摇晃宝宝。

★ 上下抛接宝宝，或将宝宝直接抛到床上。

★ 抱着宝宝旋转。

由于宝宝大脑、颈部肌肉及颈椎发育不完善，以上动作可能会使宝宝的大脑、颈椎、眼睛受损的风险大大提升。

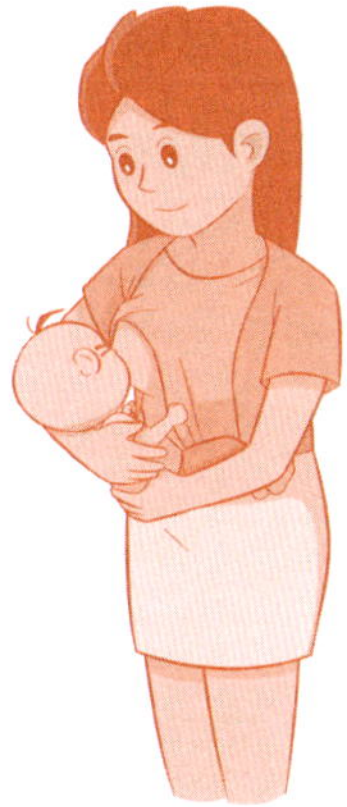

2 襁褓包裹：对于 0～3 月龄的宝宝，常常选择此种安抚方式，照护人不要用太厚的包被或毛毯来包裹，更不能盖住宝宝的口鼻，以防止宝宝高热、缺氧。

3. 使用安抚技巧的目的是让宝宝能够安静下来，而不是把宝宝哄睡着。通过照护人的安抚，帮助宝宝逐渐学会自我平静下来是宝宝学会从觉醒状态转入睡眠的基本能力，从宝宝一出生就应开始培养。在宝宝欲睡还醒时就将其放床上，不宜抱睡、摇睡。入睡的过程，应当靠宝宝自己独立完成。

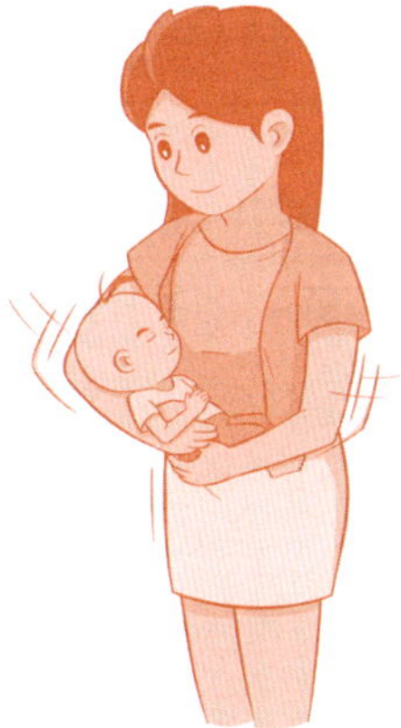

十二、理解宝宝的“睡眠不安”

宝宝睡眠的整个过程可以大致分为两个阶段：活动睡眠和静态睡眠。两个睡眠阶段交替出现，在新生儿阶段活动睡眠占 50%，12 月龄减至 30%。当宝宝进入活动睡眠状态时，会出现较多的面部表情或肢体运动，如微笑、皱眉、噘嘴、四肢伸展、发出哼哼声、呼吸快慢不均匀甚至哭两声等，这些现象都是宝宝睡眠的正常组成部分，但是却常常被照护人当成了“睡眠不安”，从而产生了不必要的担心或不必要的安抚。有的照护人看到宝宝一有动静，误认为宝宝睡不沉、饿了或醒了等情况，而给予过多干预（如轻拍、哄着、喂奶、抱起等），这样做是干扰了宝宝的睡眠过程，导致宝宝真的醒了，或者逐渐发展成没有这些干预行为，宝宝就不能继续睡。还有些宝宝不能很好地从短暂觉醒阶段自然过渡到下一个睡眠阶段，可能是宝宝自我入睡的能力差，已经习惯于照护人帮其养成的抱着走动、摇晃、含着乳头等方式才能入睡。离开这些睡眠联结的参与，宝宝就不能自己过渡到睡眠状态。所以，照护人要理解宝宝在睡眠发育过程中的这种不安现象，不要去过度干预。

十三、宝宝睡觉需要枕头吗

宝宝何时需要枕头？需要什么样的枕头？这些和宝宝睡眠息息相关的问题，也是令很多照护人感到困惑的问题。要理解这个问题，先来看一下成年人睡觉为什么需要枕头？我们的颈椎有一个向前凸的弯曲，当我们躺下后就与床面形成空隙，我们需要用枕头填补这个空隙，使我们的身体处于自然舒适的状态。

宝宝出生头 3 个月，他的颈部尚未形成这样的生理弯曲，躺下后与床面是贴平的状态，因此无须使用枕头。当宝宝出生 3 个月以后，颈椎出现了向前的弯曲度，但考虑到宝宝仍然太小，可能会将脸埋在柔软的枕头里，存在阻塞口鼻引起窒息的风险，因此，为了宝宝睡眠的安全，在 1 岁之前，一般不建议使用枕头。如果要使用枕头，要给宝宝选择软硬适中的枕头，过软的枕头不仅不能对颈部进行有效支撑，而且有不安全的因素。对于宝宝枕头高度的选择，倾向于低枕，即 2～3 厘米，或当宝宝枕上去后，头部和躯干在一条水平线上即可。

十四、宝宝的睡眠姿势有讲究吗

宝宝的睡眠姿势可谓是千姿百态，尤其是宝宝学会翻身后，更是花样百出。宝宝什么样的睡眠姿势，既能保证宝宝的睡眠安全，又能保证他们的睡眠质量呢？

对于1岁之前的宝宝，宜采取仰卧位睡眠，不宜俯卧位或侧卧位。当3个月之前的宝宝还不能自由转动头部时，采取仰卧位睡眠，他的头自然会侧向一边，照护人不能为了宝宝的头型采取定型枕或其他东西固定宝宝的头或限制宝宝头侧向一边。如果限制了小宝宝的头侧向一边或宝宝采取俯卧位睡眠，尤其是有溢奶或呕吐时，容易使宝宝的口鼻阻塞，发生窒息，且因俯卧位睡眠时呼吸的空间变小，易导致缺氧的风险。如果宝宝的床上还放置了毯子、毛巾、毛绒玩具、枕头等物品，会使危险系数大大增加。而侧卧位睡姿具有不稳定性，有可能会转变为俯卧，同样增加了风险。

当然，随着宝宝成长，一旦他可以自由、灵活地翻滚（从仰卧位翻到俯卧位，并能从俯卧位翻回仰卧位），如果这时宝宝自己翻到俯卧位睡眠，就无须强行将其再翻到仰卧位，因为这时的宝宝有能力保护自己不被闷到。

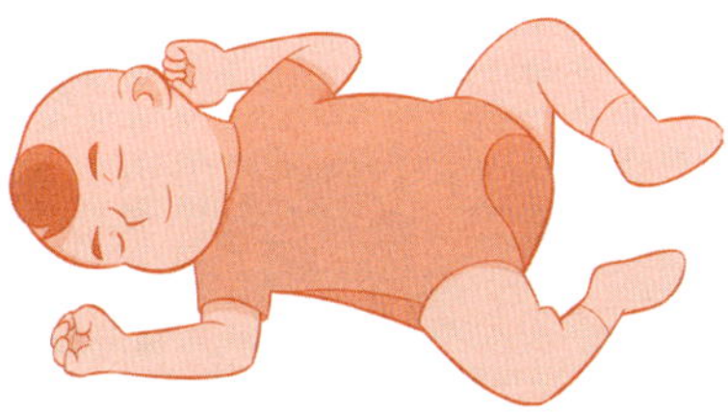

有些照护人担心宝宝长时间仰卧位会导致头型变得扁平，可以通过在宝宝清醒、情绪平稳的时候让他们趴着，和他们互动、玩耍来弥补。

小贴士

建议1岁之前的宝宝采取仰卧位睡眠，3个月之前的宝宝仰卧位睡眠时，他的头自然会侧向一边。

十五、宝宝什么时候夜里睡觉不用喂奶了

宝宝的夜奶需要喂到多大？是很多妈妈关心的问题。一方面担心宝宝是否会因为不吃夜奶而饥饿或营养不足，另一方面又会担心频繁的夜奶影响了宝宝及自己的睡眠。其实，宝宝何时可以停掉夜奶可以说没有一个很明确的时间节点。每个宝宝的生长发育情况、个人气质类型、养育环境和妈妈的情况都各不相同，妈妈在决定停夜奶时，可以参考以下几点。

1. 0~3月龄宝宝应遵循按需喂养的原则，在夜间喂养的次数可能较为频繁，尤其是母乳喂养的宝宝，只要宝宝有吃奶的需求就给他吃。因此，即使在夜晚，也应该按需哺乳。

2. 3月龄起，宝宝逐渐形成了睡眠模式的昼夜节律，睡眠也越来越集中于夜晚，6~12个月婴儿夜晚可连续不间断地睡6小时以上。因此，夜间喂奶的频次会较前减少。夜间宝宝在浅睡时或睡眠周期转换时，可能会有各种小动作、表情、发出声音甚至哭闹。妈妈应尽早“读懂”宝宝发出的一些信号，判断宝宝是否真的饿了，还是该换尿不湿了？

又或是哪里不舒服了，还是因缺少妈妈的安抚，夜醒后不能自主入睡？不要养成夜间一哭就喂奶的习惯。

3. 在关心宝宝夜奶频次及奶量变化的同时，需要关注宝宝的体格发育情况（如体重、身长、头围），可以通过宝宝定期体检来了解。对于体格生长偏离了正常“轨迹”的宝宝，需要在医生的指导下对食物的种类、数量、餐次进行调整，避免盲目地断掉或增加夜奶。

小贴士

将喂奶与睡眠分开，至少在宝宝睡前 1 小时喂奶。

十六、宝宝睡觉总爱吃手怎么办

宝宝出生后就会主动吸吮，这是一种本能，到了 3～4 月龄，他们的肢体活动已经较自如，这时就会经常出现吃手的现象。吃手是一种心理安慰，可以稳定情绪，这在婴幼儿的心理上起着重要作用。吃手是宝宝成长过程中暂时性的需求，随着宝宝成长会慢慢消失，2～3 岁以后，吃手现象就很少了。

1 岁以内的宝宝如果能通过吸吮自己的手指入睡，可以认为“吃手”这一行为是一个好的睡眠联结，因为他们并不需要照护人提供“抱睡”“奶睡”等不好的睡眠联结。宝宝们通过自我安抚，自主入睡，反而减少了夜醒的频次，提高了睡眠质量。

1岁以后宝宝能自由地爬、站、走，手指的动作逐步精细化，会对周围新事物产生更大的兴趣，对吃手的兴趣会逐渐降低。如果3岁以后宝宝还是频繁吃手，不管白天还是夜晚都需要通过吸吮手指提供安慰，则需要积极寻找其背后的原因。如果吃手发生在入睡前，照护人可以通过在睡前30分钟安排安静、轻松、固定顺序的活动来转移宝宝的注意力。总之，对于宝宝吃手的问题，父母需要抱着理解、宽容的心态，切不可强行阻止，甚至恐吓、打骂。

十七、托育机构婴幼儿睡眠的安排

托育机构老师应当科学、合理地安排好宝宝一日的生活。在睡眠时段，营造良好的睡眠环境，根据宝宝的年龄特点，保证宝宝睡眠时间，帮助他们养成良好的睡眠习惯。

1. 睡眠环境及设施：托育机构要优先规划出有助于0～3岁婴幼儿睡眠的专门区域（远离游戏区、就餐区）；睡眠区环境安静、整洁且无干扰，定时通风；睡眠区光线要暗，亮度要可调节；配有符合国家安全标准的婴儿床和一些额外辅助设施，以满足不同年龄段的需求；每个宝宝都有自己的小床，每个宝宝都有自己的寝具，相互之间不共用床或其他寝具，寝具定期洗、晒。

2. 2岁以上的宝宝可能每天只需小憩1次（午睡），他们逐步学会按照集体作息时间来休息，可以按以下方法进行。

★ 吃过午饭，让宝宝漱口，检查他们的口腔里是否含着饭菜，并组织宝宝进行安静的游戏或散步。如果饭后立即睡觉，宝宝容易消化不良，甚至会因食物反流堵塞气管造成生命危险。

★ 午睡前要提醒宝宝上厕所，避免尿床。

★ 脱衣服时，指导宝宝先脱鞋子，再脱裤子，最后脱上衣，不能站在床上脱衣服，以免发生危险。根据季节，指导宝宝穿合适的衣服睡觉。

★ 营造安静、舒适的睡眠氛围，可播放舒缓的音乐、讲温馨的小故事，帮助宝宝入睡。

十八、托育机构如何应对宝宝午睡难的问题

宝宝进入托育机构后，午睡是一天活动中不可缺少的重要环节。老师会遇到很多午睡困难的宝宝，引起“午睡难”的原因很多，比如没有在家养成良好的睡眠习惯；家长认为宝宝大了，对睡眠习惯不重视；宝宝自理能力弱，对新环境适应能力差等。作为老师，可以从以下几方面着手处理。

1. 及时与照护人沟通，了解宝宝在家的午睡情况、午睡习惯，对照护人进行午睡相关知识的科普，争取其配合，增加其对午睡的重视程度，做到校内、外一致。

2. 对于刚入托育机构的宝宝，管理睡眠的老师应积极主动，多与宝宝互动，增加亲近感，减少陌生感，有助于缓解宝宝的焦虑情绪。

3. 合理安排每个宝宝的午餐及饮水量，安排适量的餐后活动（散步为主），安排睡前如厕。

4. 布置好教室的睡眠环境。保证睡眠教室空气新鲜，没有噪声及室外强光干扰，根据当天温度变化适时给宝宝们增减衣服和被褥。

5. 对于午睡前“哭闹”“调皮”“不遵守纪律”的宝宝，不可一味地训斥、体罚，可以通过播放舒缓的音乐、讲睡前故事来安抚其情绪。

6. 在给宝宝强调睡眠纪律的同时，对有进步的宝宝多鼓励和表扬，给宝宝树立信心。

小贴士

对于“坚决”不愿睡午觉的宝宝，可以暂且安排其他安静的活动，与家长配合调整作息时间，逐步引导他们养成午睡习惯，绝不能强迫宝宝午睡。

十九、宝宝睡午觉的安全保障

宝宝的安全问题是托育机构工作的重中之重，午睡安全更不容忽视。一旦老师对孩子的午睡行为掉以轻心，疏于管理，导致午睡中一些潜在的安全隐患未被及时发现、处理，很可能会引发严重的后果。

1. 托育机构应当建立明确的午睡安全管理制度。值班老师不擅自离岗，不做与宝宝午睡无关的事。

2. 睡前检查宝宝的衣物口袋、双手有无尖锐物品，以及是否将绳线、圆珠等带上床，以防孩子吞咽或玩弄，发生危险。检查宝宝头颈部饰品是否戳碰到头皮或皮肤，以免影响睡眠。

3. 强化午睡中的安全巡视，注意要不时地来回巡视，如发现被子覆盖口鼻、床上有异物等情况，须及时处理，以免发生意外。

4. 平时加强对宝宝的安全教育，叮嘱午睡时不在床上蹦跳，相互之间不嬉戏、打闹。

5. 提高对易踢被子、难以入睡、体弱及特殊婴幼儿的关注度。

6. 平时学习并掌握常见儿童意外伤害急救知识，避免午睡发生意外时因处理不当而延误救治时机。

第五章

与宝宝一起做运动

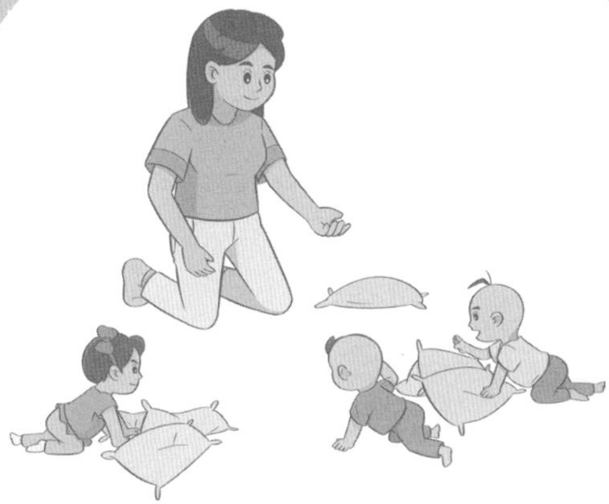

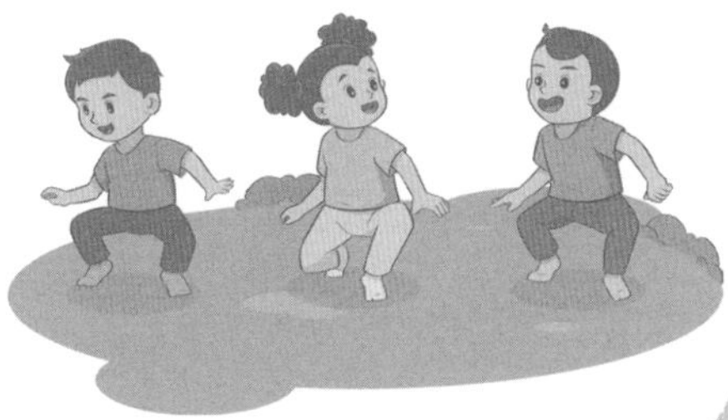

一、运动对宝宝健康的重要性

世界卫生组织将运动定义为由骨骼肌收缩产生并伴有能量消耗的任何身体活动。儿童运动的发展，是中枢神经系统逐渐发育成熟与环境相互作用的结果。照护人应为宝宝创设适宜的运动环境，有技巧地提供运动机会，让宝宝在感知和探索环境过程中，发展身体动作，提升运动能力。成人的生活方式源于儿童早期习惯的培养。生命在于运动，通过运动，宝宝可以发展基本动作技能，促进生长发育，强健骨骼肌肉，提高心肺功能，保持健康体重，提高身体免疫力，促进认知、情感和社会心理发展，提高环境适应能力，还可以提高运动意识，养成终身运动习惯，预防成年后多种慢性疾病，为宝宝成年后的健康打下良好基础。

小贴士

将宝宝的运动融入日常养育照护中，对促进宝宝早期良好发展和远期健康具有积极作用，也为宝宝一生的健康奠定基础。

二、宝宝运动发育的内容

运动发育从宝宝出生时即开始，随着宝宝生长发育逐渐发展成熟。运动发育是一个连续且具有阶段性的过程。宝宝运动的发展可分为大运动和精细动作。大运动主要是指大肌肉、大关节活动所产生的运动，精细动作主要是指手及手指等部位小肌肉、小关节活动所产生的运动。0～3 岁宝宝运动发展的主要内容如下。

1. 0～1 岁宝宝 动作的发展始于早期无意识的反射动作，随着神经系统发育成熟，反射动作逐渐消失，并形成抓、拿、放、坐、爬、站、走等初始动作。

2. 1～2 岁宝宝 开始独走，移动能力迅速发展，喜爬上、爬下，可跨越障碍，学会跑、跳等。上肢操作技巧也愈发多样化，如抛、投、接、推、拉。

3. 2～3 岁宝宝 基础动作快速发展，具体分为以下几方面。

★ **移动性**：即跑、跳、跨等。

★ **稳定性**：翻滚、躲避、平衡等。

★ **操作性**：抛、接、投、踢、拍等球类活动。

三、给宝宝提供丰富适宜的感觉刺激活动

宝宝早期发展是通过感觉系统和身体动作来感知环境、探索和认识周围世界的。宝宝在身体活动时能获得不同的感觉刺激，通过不同的感觉刺激亦能有效地引导动作发展。与宝宝动作发展最密切相关的感觉系统包括视觉、听觉、触觉、前庭觉和本体觉。

1. 视觉可以让宝宝看到丰富的环境和成人的面孔。

2. 听觉可以让宝宝听到环境中的声音以及成人说话的声音。

3. 触觉可以帮助宝宝感受自己的身体及外在环境。

4. 前庭觉可感知头部的空间位置和活动，感知速度的变化和地心引力的变化，以维持身体平衡和正确姿势。

5. 本体觉可感知肢体的位置、肢体动作的速度和方向、肢体用力的大小，使大动作和精细运动精准而协调。

小贴士

丰富且适宜的感觉刺激，可帮助宝宝建立探索外在世界的方式，对外在环境产生兴趣，激发最初的运动动机，并感到安全与舒适。

四、适合宝宝的活动形式

宝宝出生以后，运动的发展是从“地板”开始的。地板活动是宝宝运动发展的起点，亲密的亲子互动是引导宝宝运动的重要方式，同时还需兼顾多种环境、多种形式的运动，促进宝宝运动全面发展。在宝宝早期发展阶段，可以参考以下适宜的运动方式。

1. 地板活动 是指宝宝从出生至步行阶段，在地面上进行的各种活动。这里的“地板”泛指宝宝身体接触的平面，可以是地板，也可以是地垫、床面、沙发面等，便于宝宝自由伸展肢体及探索，如仰卧位伸手踢腿、俯卧位抬头、坐位自由玩耍、翻身、爬行等。

2. 亲密的亲子互动 照护人利用家庭场景及家庭材料，融入运动的元素，进行亲子互动，有助于早期建立良好的亲子关系。宝宝在照护人的陪伴和引导下，快乐运动，在运动中强身健体、发展认知、建立正面的自我形象。

3. 室内与户外相结合 让宝宝充分体验室内与户外活动的环境变化，让宝宝掌握更多的生存技能，提高对环境变化的适应能力。户外运动可以使宝宝沐浴在阳光与空气中，使运动与感官的体验更加丰富，适宜的日光照射还可促进宝宝皮肤中维生素 D 的形成，对宝宝钙质吸收和骨骼发育具有重要意义。同时户外运动中接触阳光，能促进眼内多巴胺释放，从而抑制眼轴变长，有助于预防近视。

4. 动静宜结合 宝宝每日应进行多种形式的身体活动，既有低强度的活动，也有中、高强度的剧烈运动。运动中同时兼顾大运动和精细动作的发展。大运动使宝宝情绪高昂，充满活力；精细动作使宝宝冷静专注，平静舒服。两种类型的运动各有优势和特点，应合理安排，动静结合，张弛有度，使运动的作用发挥到最大。

小贴士

宝宝的运动应在安全的前提下，以愉快的游戏为主要形式。在丰富的环境中，采用多样性、互动式的方式，以发展基本动作技能为主要目标，兼顾大运动和精细动作，鼓励宝宝增加日常生活中的身体活动，倡导亲子运动，让父母、家人成为促进宝宝运动与健康的主要实施者和示范者。

五、在运动中如何观察宝宝

适量运动可对宝宝的生长发育、身心健康产生积极影响。在运动中，照护人需观察宝宝的情绪、面色、精神状态等，及时了解运动强度及运动量是否适宜。

1. 运动强度的识别 主观运动感觉量表是判断运动强度的一种简易实用方法。考虑到宝宝的认知、理解能力、表达能力和生活经验有限，照护人可根据宝宝的行为表现来判断运动强度。宝宝运动强度可分为 6 个等级。

★ **1 级——安静状态**：表情轻松。

★ **2 级——小强度活动**：轻微活动，一点儿都不累。

★ **3 级——中等强度活动**：还不算累，微微出汗。

★ **4 级——较大强度活动**：有点儿吃力，开始明显喘气。

★ **5 级——较大强度活动**：很吃力，脚步变沉重。

★ **6 级——筋疲力尽**：玩不动了。

2. 运动量的观察 在运动中，照护人需密切关注宝宝的表现，通过观察宝宝的精神状态、情绪、面色、出汗来判断运动是否适量以及运动的效果。

★ 运动量适中，表现为宝宝精神饱满充沛，情绪愉悦舒畅，面色轻松红润，微微出汗，呼吸中速稍快。

★ 运动量不足，表现为宝宝觉醒度低，情绪低落，面无改色，无发汗感，呼吸毫无变化。

★ 运动量过度，表现为宝宝精神萎靡，烦躁哭闹，面色泛白，大汗淋漓，呼吸急促。

六、0～3岁宝宝推荐运动量

2019 年世界卫生组织首次发布了《5 岁以下儿童的身体活动、久坐行为和睡眠指南》(以下简称《指南》)，强调：每个人，无论年龄和能力，都可以进行身体活动，并且只要动起来，都有益健康。指南为 0～5 岁儿童每日的身体活动提供了具体推荐意见。其中 0～3 岁宝宝运动推荐量如下。

1. 0～1 岁宝宝 每天应进行多次、多样、多感官的身体活动，尤其是互动式的地板运动。对于还不会移动的婴儿，每天俯卧时间至少累计 30 分钟，在一天中清醒时，分时段进行，并逐渐延长。任何静态行为（如躺在婴儿车里、静静躺在床上或绑在照护人背上等）每次应不超过 60 分钟，睡觉除外。无看电视、看手机等使用电子产品的屏幕时间。

WHO 指南：0～1 岁

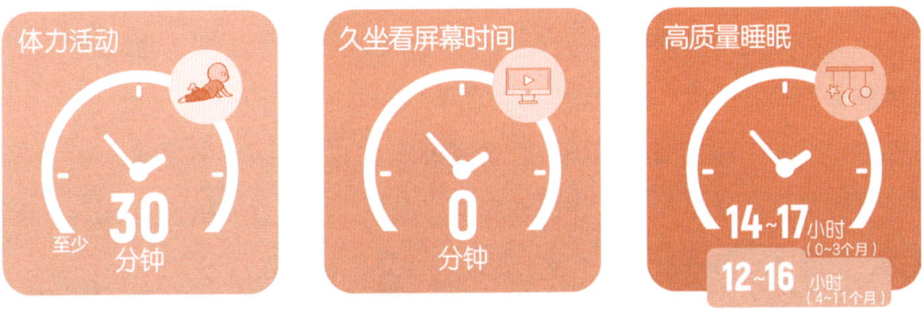

体力活动
至少
30
分钟
久坐看屏幕时间
0
分钟
高质量睡眠
14~17小时
(0~3个月)
12~16 小时
(4~11个月)

2. 1～3 岁宝宝 每天至少进行 180 分钟各种形式的身体活动，全天分布，多则更好，须包括中－高强度的身体活动。任何静态行为（如使用婴儿车、高脚椅或绑在照护人背上等）每次应限制在 60 分钟以内，睡觉除外。1～2 岁宝宝，不建议看电视、看视频、玩电子游戏、玩手机等；2～3 岁宝宝，每天看屏幕时间应少于 1 小时，越少越好。

WHO 指南：1～2 岁

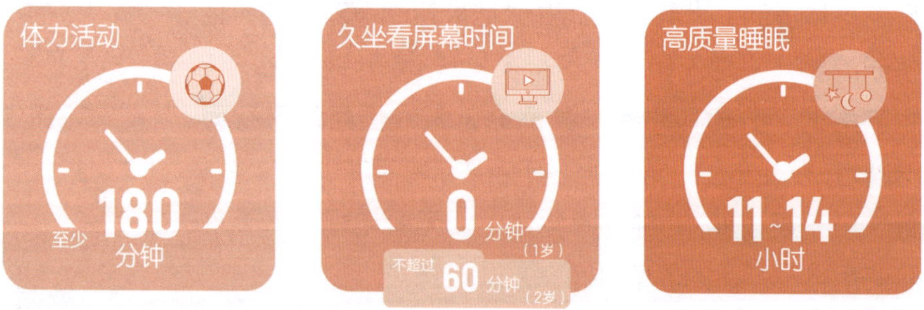
体力活动
至少
180
分钟
久坐看屏幕时间
0
分钟
（1岁）
不超过
60
分钟
（2岁）
高质量睡眠
11～14
小时

小贴士

长期坚持运动，养成运动习惯。长期规律的运动可给宝宝的生长发育及健康带来积极作用，表现为宝宝运动能力明显进步，力量明显增强，运动后呼吸更加平稳，食欲增强，奶量或饭量增加，睡眠质量提高，体格生长（身高、体重）加快，环境适应能力提高，情绪更加稳定，抵抗力增强，变得更加有活力，亲子亲密互动，社交技能提高。

七、0～6月龄宝宝运动游戏推荐

宝宝的运动始于原始反射，不同的身体姿势有助于强化身体各部位的肌肉，整合原始反射，促进宝宝发展出有目的的主动活动。宝宝运动的发展遵循自上而下的规律，宝宝大运动发展的第一个重要能力便是头部控制。头部控制是指宝宝在仰卧、俯卧、站立时，可以使头部维持在适当的位置，包括头部能抬起、抬稳，能左右转动。在照护中，可利用不同的位置，增强宝宝的头部控制，如采用多样化的俯卧形式（详见运动游戏——肚皮时间）；利用感官刺激，如熟悉的照护人、带声响的玩具等，强化宝宝抬头的动机。还可在日常扶抱时，给予宝宝锻炼的机会。照护中，还可采用多感官的运动游戏，让宝宝体验和积累丰富的感知动作经验，如下文中推荐的运动游戏——跟着音乐做体操、亲子骑大马、灵活的小手、阳光毛巾操，可以给予宝宝丰富的视觉、听觉、触觉、前庭平衡觉、肢体活动的感觉，引导出翻身、伸手抓玩具等一系列动作技能。

小贴士

0～6月龄宝宝运动发育里程

新生儿：俯卧抬头1～2秒，双手握拳。

2～3月龄：俯卧抬头约90°，双手经常松开。

4～6月龄：从俯卧翻到仰卧，两手前支撑坐，能伸手主动抓起小物体。

八、0～6月龄宝宝运动游戏——肚皮时间

1. 游戏的作用

★ 给予前庭刺激。

★ 帮助宝宝感受地心引力，发展抗重力能力。

★ 有助于宝宝颈、背、躯干肌肉的发展，促进抬头发展。

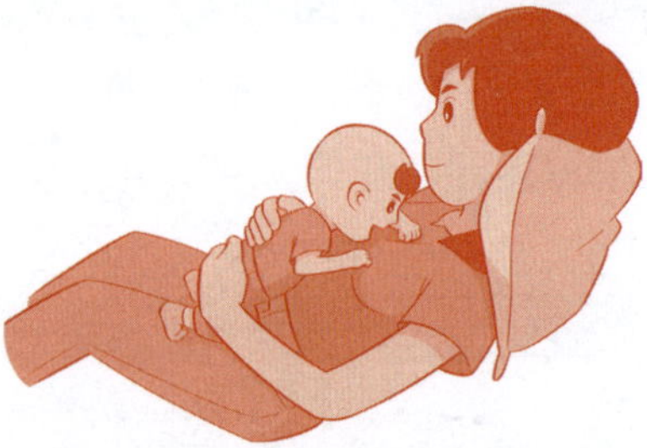

肚肚贴肚肚

2. 游戏适合月龄 0～4 月龄。

3. 游戏场景 床面或地垫上。

4. 游戏体位 不同的亲子体位，多样化的锻炼方式。

5. 游戏步骤

★ **肚肚贴肚肚。**照护人躺在地板上或床上，用枕头或软垫支撑头颈部及背部，然后让宝宝趴在照护人的肚子上。照护人与宝宝肚肚贴肚肚，面对面，给予宝宝充足的安全感。

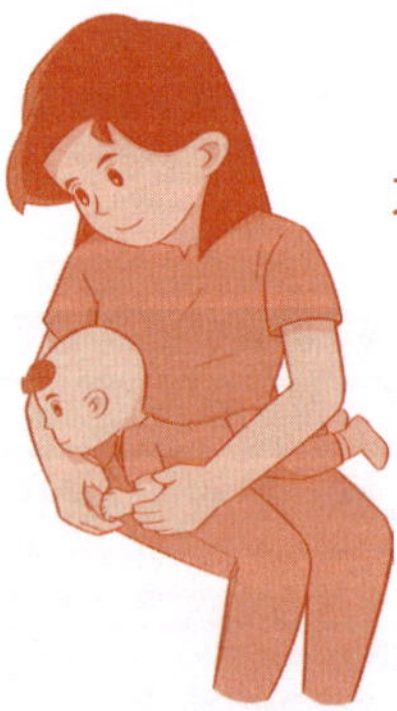

大腿趴趴

★ **大腿趴趴。**让宝宝趴在照护人的大腿上。照护人用手轻轻抚触宝宝背部至臀部，让宝宝感觉平静、舒适。

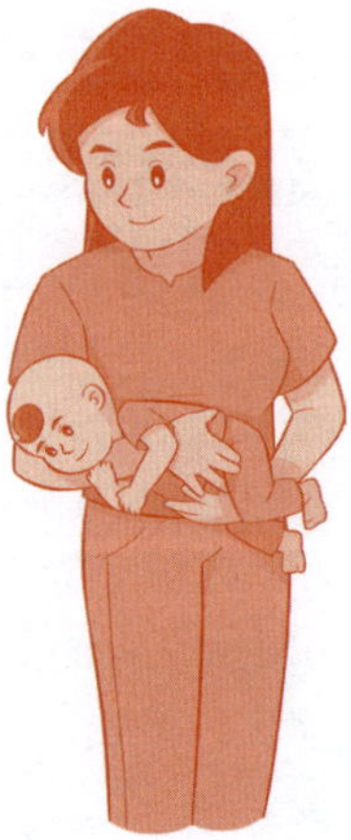

开飞机式

★ **开飞机式。**照护人用手托住宝宝的肚子和腿，使宝宝趴在照护人的手臂上，可轻柔、有节奏地摇晃宝宝。

★ **趴趴时间。** 每天多次让宝宝趴一趴，从一两分钟开始，随着宝宝的成长，趴的时间可以逐渐延长。宝宝的表现也会越来越棒，头可逐渐抬高且保持时间延长。还可将摇铃放在宝宝面前，吸引宝宝抬头。

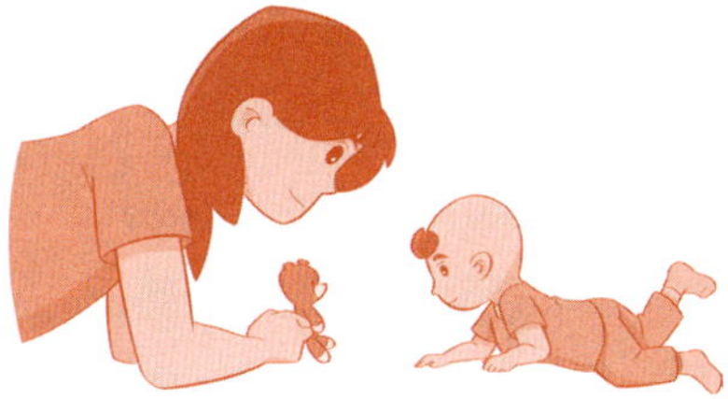

6. 游戏用语 照护人可一边哼唱儿歌，一边给宝宝锻炼。

7. 使用的玩具 摇铃。

8. 注意事项

★ 宝宝接近满月时就可以开始锻炼。

★ 每天需让宝宝趴一趴，让肚皮时间成为生活常规，从一天几分钟、一天几次开始。

★ 可将肚皮时间融入宝宝的日常活动中，如换尿布、洗澡、玩耍等。

九、0~6月龄宝宝运动游戏——灵活的小手

1. 游戏的作用

★ 增强手部感觉输入。

★ 促进小手放松，引导其主动抓玩具。

★ 发展手眼协调能力。

2. 游戏适合月龄 3～6 月龄。

3. 游戏场景 床上或地垫上。

4. 游戏体位 让宝宝躺着，头部摆正，四肢自然摆放。

5. 游戏步骤

★ 照护人将摇铃放在宝宝眼前轻轻摇一摇，发出“叮叮叮”的声音，吸引宝宝注意。

★ 用摇铃轻轻叩击宝宝手背，待手张开后，将摇铃缓慢移至宝宝眼前方，说：“小宝抓摇铃”，引导宝宝触碰或抓握铃铛。

★ 如果宝宝能主动抓握玩具，则将摇铃放置于宝宝胸前伸手刚好能够到的位置，摇一摇，引导其抓握。

6. 游戏用语 “小宝抓摇铃”。

7. 使用的玩具 摇铃、拨浪鼓和串铃等。

8. 注意事项

★ **3～4 月龄宝宝**：关键是让宝宝关注到摇铃，用手去触碰或抓握，照护人要观察宝宝是否注视到摇铃，再引导宝宝伸手去抓。

★ **5～6月龄宝宝：** 可让宝宝靠坐在沙发上，将玩具放置于前上方或侧上方，引导宝宝抓不同位置的玩具，锻炼手眼协调能力。

★ 游戏过程中和宝宝保持语言互动与交流。

十、0～6月龄宝宝户外运动游戏——阳光毛巾操

1. 游戏的作用

★ 给予宝宝多样化的前庭平衡觉输入。

★ 提供宝宝翻身的感觉运动体验。

★ 增强亲子亲密互动关系。

2. 游戏适合月龄 0～4 月龄。

3. 游戏场景 户外草地上。

4. 游戏体位 躺在大浴巾里。

5. 游戏步骤

★ 照护人准备一条大浴巾。

★ 此活动需要两位照护人配合完成。两位照护人分别抓住大浴巾的两角，配合做成一个“秋千”。

★ 将宝宝仰卧放入浴巾中，轻轻地左右来回摇摆。照护人一边摇摆，一边可微

笑着与宝宝进行互动，给予其充足的安全感。

★ 停止摇摆，照护人一侧手保持不动，另一侧手一起抬高，缓慢将宝宝翻身至俯卧，然后再还原至仰卧位。两边轮流翻身。

6. 游戏用语 照护人可边摇摆“秋千”，边微笑着注视宝宝，哼唱歌谣“摇啊摇，摇啊摇，咕噜咕噜翻身啦。”

7. 使用的玩具 大浴巾。

8. 注意事项

★ 照护人留意做成的“秋千”不要离地过高，最低处离地 35～40 厘米。

★ 活动过程中，照护人应留心观察宝宝的反应，请勿过度用力或快速摇晃，以免宝宝滑落。

★ 当宝宝紧张或哭闹时，则可减小摇摆幅度或停下安抚，再从小幅度开始摇摆，让宝宝慢慢适应。

★ 当宝宝有翻身意识时，照护人可将大浴巾铺在草地上，宝宝躺在浴巾中，照护人可以拿宝宝喜欢的玩具诱导其翻身拿玩具，或在宝宝的侧面轻呼名字，激发宝宝翻身的兴趣，主动翻身后，照护人鼓掌表扬“宝宝真棒”。

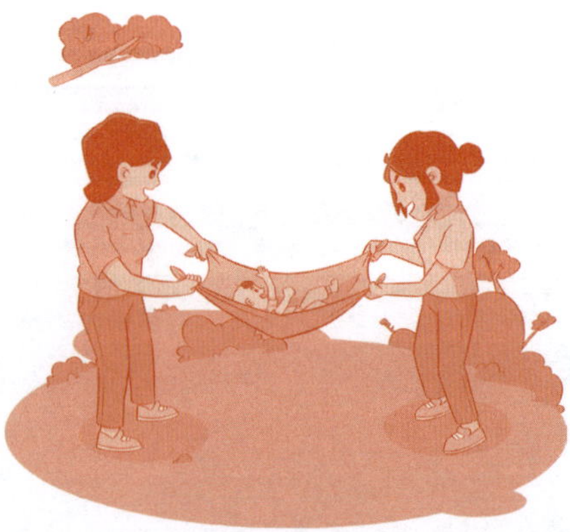

十一、6～12月龄宝宝运动游戏推荐

宝宝出生后，经过半年的成长，感知动作经验越来越多，运动能力飞速发展。随着宝宝躯干控制及平衡能力的发展，宝宝逐渐可以坐着活动或游戏。会坐以后，宝宝的视野范围更加宽广，能坐稳以后，可以更加自如地发展上肢活动，用手探索环境与物体。在照护中，照护人可采用逐渐减少帮助的方式来发展宝宝坐的能力，最初可让宝宝靠着墙坐或照护人扶着宝宝的腰来帮助宝宝维持坐姿，逐渐锻炼双手支撑坐，然后不需要用手支撑就可独自坐稳，最后可以坐着侧身拿身边的玩具。

鼓励宝宝多爬、多进行体位转换。宝宝会爬以后，自主探索范围进一步扩大。此时可以巧用宝宝喜欢的玩具，引导宝宝从躺变成坐位，从坐转换成爬行，从坐位站起来，扶着茶几或沙发站、走等去取玩具。同时，还可提供不同质地、不同形状、不同大小的玩具，通过互动游戏，促进宝宝抓、握、拍、放、捏等精细动作的发展。

小贴士

6～12 月龄运动发育里程

7 月龄：独坐片刻稍稳。

8～9 月龄：独坐稳，手膝爬，扶站片刻；拇指、示指指端取物。

10 月龄：扶物侧向行走，将手中的物体放入容器。

11～12 月龄：独站片刻，独走；拇指、示指端捏取物体。

十二、6~12月龄宝宝运动游戏——“不倒翁”

1. 游戏的作用

★ 锻炼坐位稳定。

★ 锻炼前—后、左—右的坐位平衡能力。

2. 游戏适合月龄 7~10月龄。

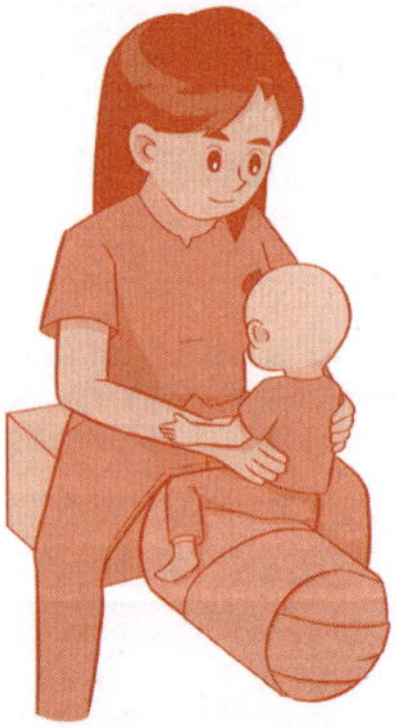

3. 游戏场景 在床上或地垫上。

4. 游戏体位 宝宝坐位。

5. 游戏步骤

★ 照护人用厚毛巾裹住两个空奶粉罐，做成小圆柱状。

★ 照护人让宝宝坐在奶粉罐上，扶着宝宝大腿，轻轻前后滑动。

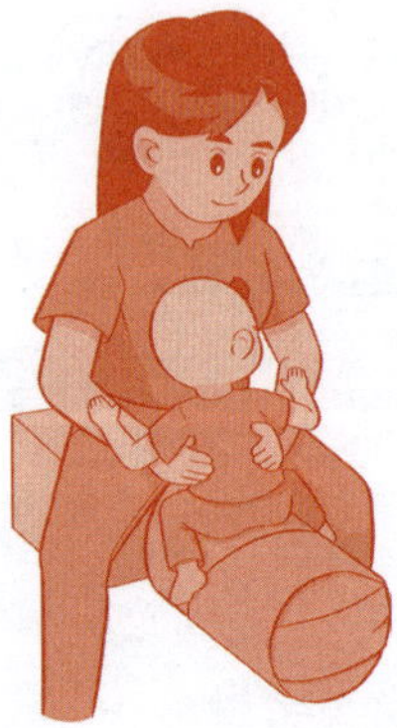

★ 让宝宝分开双腿，跨坐在奶粉罐上，轻轻左右滑动。

6. 游戏用语 “坐稳喽”。

7. 使用的玩具 厚毛巾、空奶粉罐。

8. 注意事项

★ 此活动适合可以独坐的宝宝，还不能独坐的宝宝可以先练习双手支撑坐或靠墙坐。

★ 活动中，照护人注意观察，宝宝快失去平衡时，及时给予保护。

十三、6～12月龄宝宝运动游戏——采蘑菇

1. 游戏的作用

★ 锻炼指捏能力。

★ 发展放物能力。

2. 游戏适合月龄 9～12 月龄。

3. 游戏场景 桌面。

4. 游戏体位 坐位。

5. 游戏步骤

★ 照护人准备蘑菇钉拼插玩具，提前将蘑菇钉插在底盘上，然后引导宝宝“采蘑菇”。

★ 待宝宝用手指捏起“蘑菇”后，引导宝宝“给妈妈”，将“蘑菇”放在妈妈的手里。

★ 当宝宝可成功捏起一个“蘑菇”后，照护人可将多个蘑菇插在底盘上，引导其将“蘑菇”一个一个放入碗中。

6. 游戏用语 “小宝，采蘑菇”“给妈妈”“放碗里”。

7. 使用的玩具 蘑菇钉拼插玩具、宝宝碗。

8. 注意事项

★ 这个年龄段的宝宝喜欢将玩具放入口中探索。因此，在进行此项活动时，照护人要特别注意安全，谨防宝宝将“蘑菇”放入口中。

★ 日常生活中的常见物品，也可以发展宝宝的指捏能力，如小馒头、小溶豆、小纸团等。

★ 注意左手和右手都要有机会锻炼。

★ 在托育机构，也可为宝宝准备小馒头、小溶豆等可食物品，给予宝宝锻炼的机会，让宝宝尝试自己拿起小馒头放进嘴里。

十四、6～12月龄宝宝运动游戏——翻山越岭

1. 游戏的作用

★ 增强手膝爬能力。

★ 强化肌肉力量。

★ 锻炼身体协调性。

2. 游戏适合月龄 8～12 月龄。

3. 游戏场景 托育机构室内地板上。

4. 游戏体位 俯卧位。

5. 游戏步骤

★ 照护人使用软垫、彩虹桶等感觉统合运动器具，创设多样化、有挑战的爬行空间。

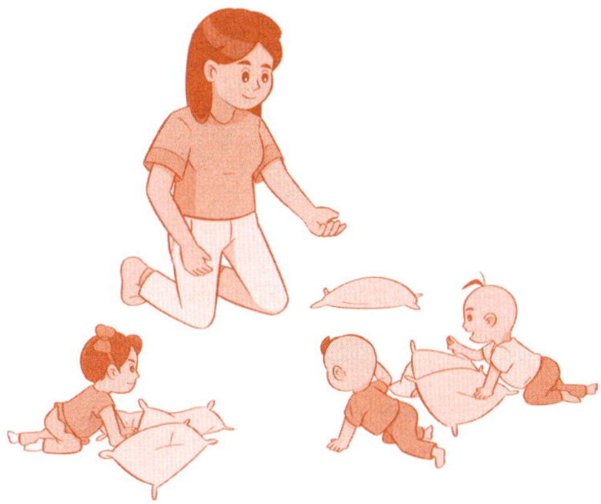

★ 照护人用宝宝喜欢的玩具，如球、玩具汽车等引导宝宝向前爬行。

★ 当宝宝成功“翻越大山”拿到玩具后，照护人立即鼓励“小宝真棒”。

6. 游戏用语 “小宝加油”“小宝真棒”。

7. 使用的玩具 球、玩具小汽车。

8. 注意事项

★ 宝宝能手膝爬行后开始训练。

★ 在家中，还可将抱枕、靠垫、被子等铺成“障碍赛道”，照护人引导并鼓励宝宝爬过障碍。

★ 在家中，照护人也可使用自己的身体作为“障碍”，引导宝宝爬过照护人的腿或肚子。

★ 此游戏也可在户外的草地上进行。

十五、1～2岁宝宝运动游戏推荐

宝宝独立行走后，他们会更加自主，喜欢四处探索新事物，主动运用自己的感觉与动作，并进行收集和分析，建立自己的“感知动作库”。同时移动能力迅速发展，喜爬上爬下，可跨越障碍，学会跑、跳等，上肢操作技巧也愈发多样化，可抛、投、接、推、拉等。此阶段，可以鼓励宝宝多多进行爬、走、跑、钻、踢、跳等不同形式的身体活动，并适当进行有点儿累、微微出汗的中、高强度运动游戏，如爬楼梯、户外快走、追逐跑跳等。同时还需兼顾精细动作发展，在安全的前提下，可为宝宝提供多种材料，促进宝宝发展出更加精细的手部操作和双手配合技能，在把玩不同物品的过程中巩固手指操作技巧，

小贴士

1～2 岁宝宝运动发育里程

15 月龄：走得稳，可用匙取物，能几页几页地翻书。

18 月龄：可爬上楼梯，向前跑，倒退走；能叠 2～3 块积木，会拉脱手套、袜子。

24 月龄：可双足并跳；会叠 6～7 块积木，能握住杯子喝水，能一页页地翻书，用匙准确，能模仿画垂直线和圆。

锻炼手眼协调能力，建立对物品的操作能力。运动游戏的实施并非需要昂贵的玩具和专业的场地，关键是照护人要有运动的意识及与宝宝一起运动的技巧，可以利用家庭场景及家庭素材，融入运动的元素。托育机构的照护人可以巧用日常生活中的物品，在自然情境下，与宝宝进行运动游戏。

十六、1～2岁宝宝运动游戏——更上一层

1. 游戏的作用

★ 锻炼下肢力量。

★ 锻炼身体协调能力。

★ 提高位置转移能力。

2. 游戏适合月龄 15～18 月龄。

3. 游戏场景 带扶手楼梯。

4. 游戏体位 站立位。

5. 游戏步骤

★ 由 2 名照护人引导，妈妈在楼梯的最上面一层放置宝宝喜欢的玩偶，如小狗，并引导宝宝说："小宝，来拿小狗"。

★ 宝宝扶墙或扶栏杆一级一级上台阶，爸爸在身后保护宝宝。如果宝宝不能独自扶栏杆上台阶，可由爸爸牵一只手缓慢上台阶。

★ 如果宝宝害怕上楼梯，妈妈可在宝宝前方示范扶着栏杆上台阶，爸爸再牵宝宝一只手引导其向上，并鼓励“小宝加油，拿小狗”，宝宝尝试上台阶以后，照护人及时表扬“宝宝真棒”。

6. 游戏用语 “小宝，来拿小狗”“小宝加油”“小宝真棒”。

7. 使用的玩具 玩偶小狗或喜欢的玩具。

8. 注意事项

★ 宝宝能在平地行走自如后练习。

★ 尽量引导宝宝手扶栏杆或扶墙。

★ 如果照护人牵宝宝的手上台阶，可重复数次，两只手分别换着牵。

★ 如果宝宝能完成扶栏杆上台阶，可在前方的台阶上放置他喜欢的其他玩具，并鼓励宝宝自己弯腰捡玩具。

★ 在托育机构，可利用机构中的楼梯，锻炼宝宝上、下楼梯的能力。

十七、1～2岁宝宝运动游戏——未来建筑师

1. 游戏的作用

★ 锻炼手眼协调能力。

★ 锻炼触觉辨别能力。

★ 建立空间结构概念。

2. 游戏适合月龄 12～18 月龄。

3. 游戏场景 室内，桌面。

4. 游戏体位 坐位。

5. 游戏步骤

★ 照护人与宝宝们围坐一圈，使照护人可以观察到每个宝宝的手部操作。

★ 照护人拿出若干积木，分给每个宝宝，引导宝宝将积木一个一个往上搭。开始时，可能搭一层，倒了，再搭，宝宝便渐渐掌握搭高的技巧，可以搭两层、三层。

★ 随着操作能力提高，可提供给宝宝大小不一、形状不同、颜色各异的积木，鼓励宝宝自由搭高。

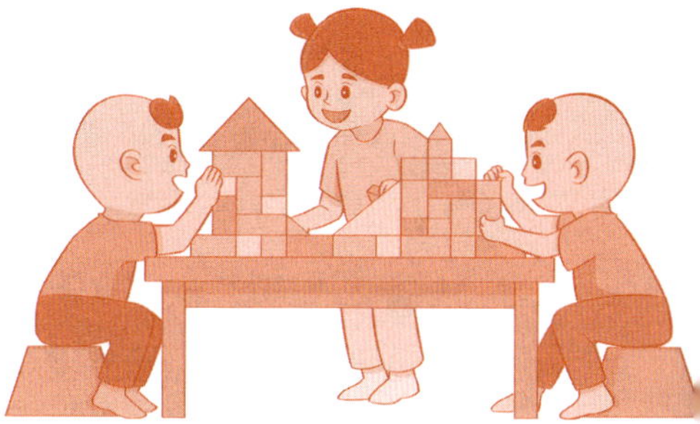

6. 游戏用语 照护人拿出积木后，对宝宝说："小宝，搭高楼，搭！搭！"宝宝在尝试搭高时，照护人可给予鼓励"小宝真棒，再搭一层吧。"

7. 使用的玩具 积木。

8. 注意事项

★ 在家里，照护人可以收集大小不一的纸质小包装盒、小礼品盒、罐头盒、纸杯，和宝宝一起玩搭高楼游戏。

★ 宝宝每次尝试后，照护人可以鼓掌，鼓励宝宝“你真棒”。

十八、1～2岁宝宝户外运动游戏——追泡泡

1. 游戏的作用

★ 提高步行的稳定性，促进姿势控制。

★ 锻炼追视能力。

★ 锻炼手眼协调能力。

2. 游戏适合月龄 15～24 月龄。

3. 游戏场景 小区里或公园里。

4. 游戏体位 立位。

5. 游戏步骤

★ 照护人与宝宝面对面，用泡泡液吹出泡泡，吸引宝宝追着泡泡看，然后尝试去追泡泡、抓泡泡。

★ 照护人可以向不同的方向，在不同的高度吹出泡泡，引导宝宝蹲下、站起、

转身、向前走去抓泡泡。

★ 随着宝宝步行的平衡性提高，照护人也可在斜坡上，让宝宝上斜坡、下斜坡去抓泡泡。

6. 游戏用语 “看，泡泡”“追泡泡”“抓泡泡”“抓到啦，小宝真棒”。

7. 使用的玩具 泡泡液。

8. 注意事项

★ 宝宝能在平地独自行走后练习。

★ 锻炼初期，照护人可用泡泡棒托着一个泡泡，让宝宝伸手抓破，增加成功的喜悦。

★ 步行较稳的宝宝，可在斜坡、草地、沙地、鹅卵石地上进行此项运动游戏，锻炼步行平衡。

★ 此活动适用于家庭及托育机构。

十九、2～3岁宝宝运动游戏推荐

此年龄段宝宝运动能力迅速发展，肌肉力量、耐力、爆发力逐渐增强，表现为可以跳得高、跳得远。尤其是平衡能力发展迅速，表现为可以单腿站立，上、下楼梯稳。同时上肢的操作技巧也在发展，如在球类活动时，对力量、方向、位置等更具掌控感。宝宝在运动中感到快乐和满足，建立自信心。在运动游戏时，可为宝宝提供走直线、跑、跨越障碍物、双脚跳、单脚站立、原地单脚跳，上、下楼梯，多样化的球类操作等活动机会。在精细动作方面，可鼓励宝宝尝试使用日常工具，如剪刀、蜡笔等，让宝宝在搭建、剪纸、绘画中进一步提升手指力量、手指灵活性和双手配合、手眼协调及日常用具的操作能力，在操作中享受成功的快乐。

小贴士

2～3 岁宝宝运动发育里程

2.5 岁：可向前跳，可走直线数步；可叠 10 块积木，会用积木仿搭简单图形，会穿珠子。

3 岁：单脚站立数秒，两脚交替上、下楼梯；会使用一些“工具性”玩具，开始用筷子进餐。

二十、2～3岁宝宝运动游戏——推小车

1. 游戏的作用

★ 增强上肢及躯干的肌肉力量和耐力。

★ 提高身体的协调性。

★ 锻炼手眼协调能力。

2. 游戏适合月龄 24～36 月龄。

3. 游戏场景 在床上或地垫上。

4. 游戏体位 俯卧位。

5. 游戏步骤

★ 宝宝俯卧位，双上肢支撑身体，照护人抬起宝宝的双腿。

★ 照护人告诉宝宝“向前爬，开小车啦”，引导用双手爬行，在 2 米处终点放置一辆玩具小汽车，如果宝宝爬的过程中双手支撑不住，可休息后继续，并不断鼓励“小宝加油”。

★ 照护人抬起宝宝下肢向前爬行，一直到达终点，并给予表扬“小宝真棒”。

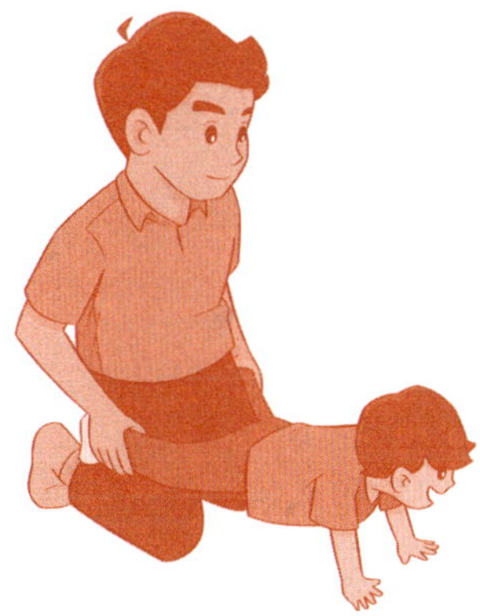

6. 游戏用语 “向前爬，开小车啦”“宝宝加油”“宝宝真棒”。

7. 使用的玩具 玩具车 1 辆。

8. 注意事项

★ 若宝宝身体控制能力较好，照护人可抬起宝宝脚踝处；若宝宝躯干力量较弱，照护人可以抬起或托起宝宝大腿，减少负重。

★ 引导宝宝双手主动向前移动，照护人需要跟着宝宝前行的节奏向前。

★ 如果宝宝能顺利完成游戏活动，可增加爬行距离或在路径上设置枕头、靠垫等障碍，增加难度。

★ 此活动适用于家庭及托育机构。

二十一、2～3岁宝宝运动游戏——猫咪的胡须

1. 游戏的作用

★ 锻炼手指力量。

★ 提高手部灵活性。

★ 发展手眼协调能力。

2. 游戏适合月龄 24～36 月龄。

3. 游戏场景 地垫或沙发上。

4. 游戏体位 自由体位。

5. 游戏步骤

★ 照护人准备好 1 张印有猫咪头像的卡纸及若干塑料夹子。

★ 照护人首先示范用拇指、示指、中指捏开夹子，并将夹子夹在卡纸上，充当猫咪的胡须。

★ 引导宝宝给猫咪夹上“胡须”，双手均需尝试。

6. 游戏用语 照护人把夹子夹在卡纸上以后，可以对宝宝说：“小宝，来试试”。宝宝成功夹上一个夹子后，立即给予鼓励“小宝真棒”。

7. 使用的玩具 猫咪头像的卡纸、塑料夹子。

8. 注意事项

★ 照护人先示范拇指、示指、中指捏夹子的动作，让宝宝模仿。

★ 若宝宝无法掌握捏夹子的动作，照护人可适当帮助宝宝完成捏的动作。

★ 随着宝宝手指力量的提高，可逐渐改用较紧的衣夹或木夹，增加活动的挑战性。

★ 在托育机构，宝宝们可以给不同品种的猫咪安上“胡须”，提高宝宝对游戏的兴趣。

二十二、2～3岁宝宝运动游戏——森林运动会

1. 游戏的作用

★ 强化身体意识。

★ 提高身体协调性。

★ 锻炼肌肉力量。

2. 游戏适合月龄 24～36 月龄。

3. 游戏场景 托育机构室内地板上或户外草地上。

4. 游戏体位 自由体位。

5. 游戏步骤

★ 托育机构照护人组织宝宝们排成一排，照护人首先示范各种动物爬行，使宝宝们明白动作要领。然后与宝宝们一起模仿不同的动物，进行运动会“比赛”。宝宝人数较多时，可分组进行。

★ **大猩猩高爬**：双手双足着地，向前爬行。

★ **螃蟹爬**：手向后撑地，膝盖弯曲，抬起腹部，脸朝上方。

★ **小鸭子走**：蹲着走。

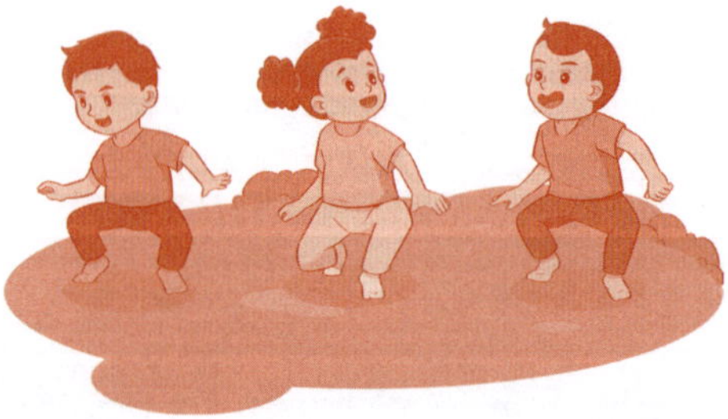

6. 游戏用语 “森林运动会开始啦”“大猩猩出场”“螃蟹出场”“小鸭子出场”。

7. 使用的玩具 无。

8. 注意事项

★ 照护人可在一旁给予足够多的示范，并及时帮助宝宝调整不正确的姿势。

★ 大猩猩高爬比较简单，螃蟹爬相对困难，照护人可根据宝宝能力选择练习。

★ 注意安全，爬行的地面平整、无碎石或尖锐的物品，以免发生危险。

★ 成功完成活动后给予适当的奖励。

★ 在家里，照护人也可以和宝宝一起进行亲子森林运动会游戏，增进亲子关系。

二十三、运动游戏中家长如何回应和引导宝宝

运动游戏是宝宝主要的活动形式。与宝宝一起做运动游戏，需要有技巧，并遵循宝宝的年龄及发育特点，给予正确的回应及引导，让运动游戏玩得有趣、玩出技巧、玩出能力。

1. 根据宝宝游戏技能的发展水平，给予正确的回应及引导

0～1 岁，宝宝喜欢与照护人进行简单的沟通式游戏，他们会用声音、笑容去逗引或回应玩伴，也会关注到玩伴的反应。此阶段要求照护人在给宝宝进行运动训练时，采用面对面的方式，留心观察宝宝的情绪反应，用目光、声音、抚触等给予宝宝互动式的回应。

1～2 岁，独行式游戏阶段，此阶段宝宝以自我为中心，他们虽然能与照护人做进一步的游戏沟通，但还不懂如何与其他宝宝一起玩，他们常常独自游戏，自得其乐。因此，在运动游戏时，应给每位宝宝准备相应的运动工具，以免引起争执。

2～3 岁，平行式游戏阶段，此阶段宝宝可以和同伴在同一空间内进行类似活动。此时照护人可以多安排集体式的运动游戏活动，提供相同或相似的玩具，照护人也可以给予

示范，引导宝宝观察与模仿。

2. 及时反馈，正面鼓励

在运动游戏中，尽量用语言和动作鼓励宝宝。当宝宝努力尝试某项运动后，如把球踢进了球门，照护人可以鼓掌，说："小宝踢进了，真棒！"立即给予宝宝正面鼓励，强化宝宝踢球的行为。尽量避免批评，如果出现不当的行为时（如破坏性、危险性的动作），就要转移或终止运动游戏。

二十四、托育机构的运动安排与要求

运动必须科学，需综合考虑不同年龄宝宝运动、认知、心理行为等方面的特点，提供多种目标、多种环境、多种形式且安全的运动游戏。

1. 根据宝宝不同年龄特点，建立科学合理的作息制度、运动游戏计划。1 岁宝宝开始独立行走，自我意识开始发展，自由行动的范围扩大。他们喜欢推、拉、钻、爬等活动，且喜欢户外活动，托育机构的老师须保证周围环境的安全。2 岁宝宝身体功能发育很快，自我意识增强，这个年龄的宝宝跑、跳及上、下楼梯能力明显增强。此阶段应给予宝宝较多的活动机会，满足宝宝感觉运动的需求，让他们在运动中学会自我调节与身体控制。

2. 运动内容多样化，以游戏和同伴互动为主。难度由易到难，充分激发宝宝的兴趣。在整个运动训练中，注意安排短暂休息，以免过度疲劳。

3. 多采用直观形象的教学法，如采用示范结合简单易懂的指令帮助宝宝理解。在活动中适当"等待"，配合宝宝的步调，耐心等待宝宝的反应和启动，给宝宝探索环境与玩具的机会，调动宝宝运动的主动性。

4. 与宝宝建立亲密的关系。在运动游戏中，适时营造愉快自信的氛围，以宝宝为主导，照护人通过面部表情、音调、肢体动作，以具体且真诚的方式赞赏宝宝，让宝宝感受到照护人的鼓励和陪伴，获得心理上的安全感和信任感，在运动游戏中体验成功，提升自信。

5. 户外活动，必不可少。通过户外活动，可以减少宝宝久坐时间，也是保证每日运动量的有效方法。上午时段安排户外活动，可以调整宝宝的觉醒状态，提高大脑的兴奋状态，改善晨起有气无力、容易疲劳的状态。此外，15：00—17：00 也是户外活动的最佳时间。下午 15：00 开始，体温上升至高峰，积极的户外运动有助于形成健康的生物节律，使宝宝夜晚更容易入睡。在户外活动开始前，照护人须清除场地上的障碍，检查活动器材是否存在安全隐患，保证场地及器材安全。投放器材的种类和数量须满足所有宝宝的需求，并讲清楚活动规则。照护人应分工明确，有序组织活动，视线不离开宝宝，做好监护，注意安全。

小贴士

在户外活动开始前，照护人需清除场地上的障碍，检查活动器材是否存在安全隐患，保证场地及器材安全。照护人应分工明确，有序组织活动，视线不可以离开宝宝，做好监护，注意安全。

二十五、托育机构运动场所的设置

托育机构要承担安全照护责任，建立安全照护措施，最大限度地保护宝宝的安全与健康。在运动游戏中，尤其要重视运动场所、运动设施的安全及环境、用具、玩具的清洁。

1. 安全 包括运动场所和运动器材的安全。

★ 运动场所的安全。攀爬类设施要远离家具。任何高于地板 30 厘米的设施必须放置缓冲垫。户外活动区域需每日检查是否有玻璃、垃圾或动物粪便，并及时清理。

★ 运动器材的安全。所有的运动器材须有安全使用手册，确保照护人知晓并执行。定期检查玩具和设施是否有部件故障或零件松动，并及时修理、更换或丢弃。使用秋千、滑梯等大型设施时，须确保照护人视线始终不离开宝宝。

2. 清洁 托育机构应确保环境的清洁。

★ 每家托育机构需制订消毒管理制度及岗位职责，并做好消毒记录。

★ 消毒的范围包括室内外环境，活动室、厨房、厕所消毒及用具消毒（餐具、玩具、门窗、桌椅、床上用品、生活用品等）。

★ 所有玩具应使用易清洁和清洗的材料。玩具破损，如果不能修复，必须丢弃。

★ 婴儿及学步期儿童使用的玩具须每日消毒。放入口中的玩具，在给另一名宝宝使用前，应先消毒。已不穿尿不湿的宝宝使用的玩具应每周消毒。

★ 角色扮演、过家家等活动中使用的衣服需每周清洗。

★ 拼图、硬纸板书等玩具需每周消毒 2 次。

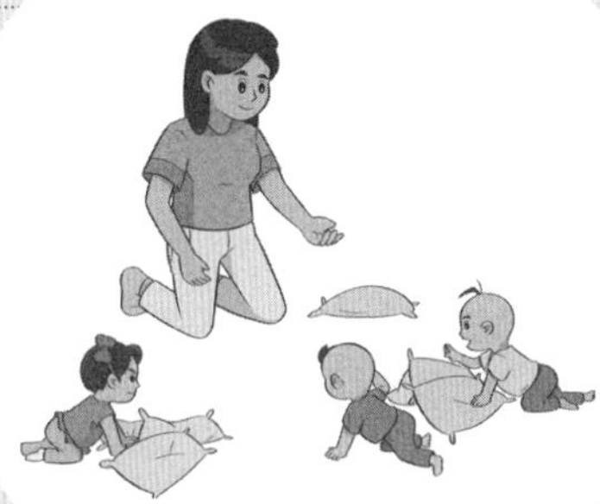

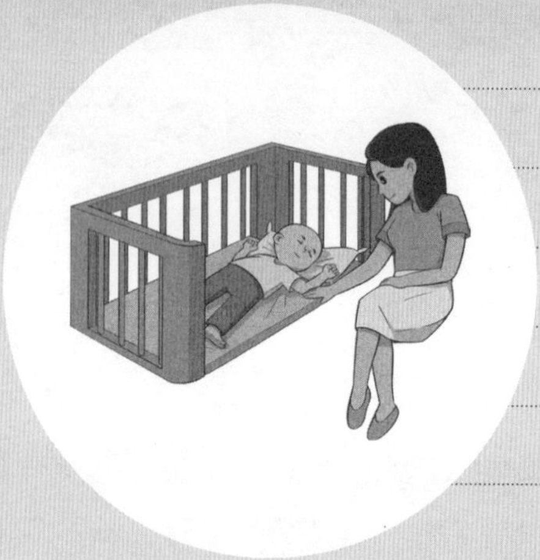

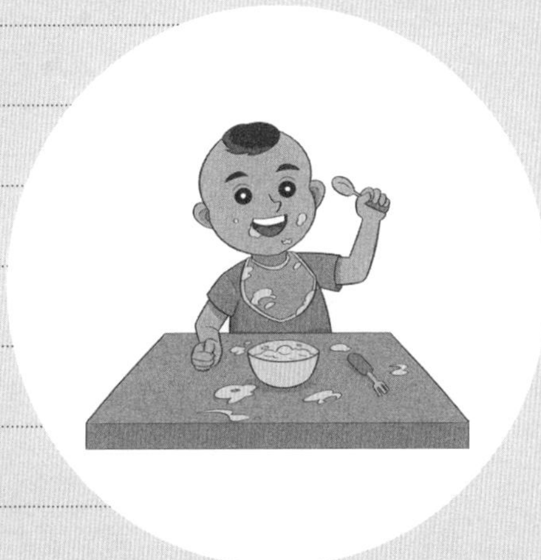

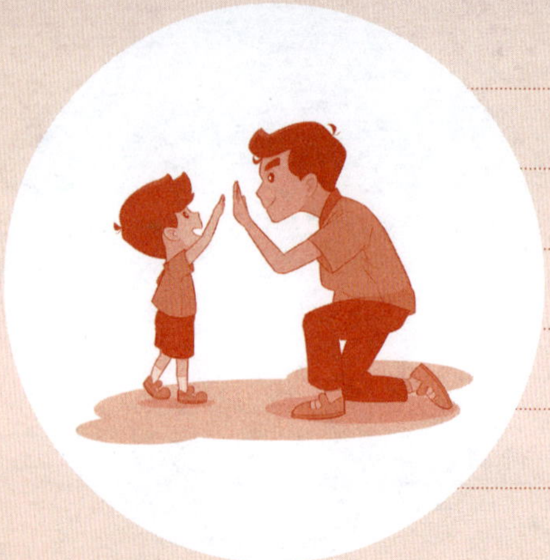